家庭真验方

悬疑偏方故事

《大众医学》编辑部编

上海科学技术出版社

图书在版编目(CIP)数据

家庭真验方：悬疑偏方故事/《大众医学》编辑部编．—上海：上海科学技术出版社，2015.7

ISBN 978-7-5478-2618-8

Ⅰ.①家… Ⅱ.①大… Ⅲ.①验方-汇编 Ⅳ.①R289.5

中国版本图书馆CIP数据核字(2015)第080987号

悬疑偏方故事

《大众医学》编辑部编

上海世纪出版股份有限公司
上海科学技术出版社 出版
(上海钦州南路71号 邮政编码200235)
上海世纪出版股份有限公司发行中心发行
200001 上海福建中路193号 www.ewen.co
上海中华商务联合印刷有限公司印刷
开本 787×1092 1/16 印张8
字数：180千字
2015年7月第1版 2015年7月第1次印刷
ISBN 978-7-5478-2618-8/R·898
定价：25.00元

【卷首语】

《家庭真验方》是中国最老牌的医学科普杂志《大众医学》旗下的品牌，自 2011 年出版第一本图书以来，已发展为包括系列图书、杂志专栏、微信公众平台等在内的全媒体产品。

这次推出的“故事系列”，包括《达人偏方故事》《妙医偏方故事》和《悬疑偏方故事》。您手中的这本《悬疑偏方故事》，说的是搓雪治冻疮、菜刀切影子、胎盘饺子、生吞鱼胆……您没有看错，就是这样可笑、惊悚！您以为是编出来的？错！《家庭真验方》系列的案例，全部来自读者的来信、可靠的报道、网络及电视的热评，确有人亲身体验。

不要耻笑这些拿自己当小白鼠的人，他们有勇气写出来、与人分享心得、讨论疑惑，说明头脑还很清醒。我们身边，每天有多少这样的好奇猫、糊涂蛋做着更盲目甚至危险的探索还乐此不疲？且看专家如何层层剖析，解开这些偏方故事里的悬疑。

这套“故事系列”还有一大特色：互动。不仅书中有书刊读者、微信粉丝的互动反馈，读到兴之所至，您也可以拿起手机扫一扫，获得这本书以外更多的内容、参加各种有趣的活动、参与今后系列图书的创作。

“家庭真验方”微信平台入会，粉丝要填一张“英雄帖”，从此结交各路意气相投的“真英雄”。悦读真验方，健康每一天！我们恭候您的大驾！

大众医学 编辑部

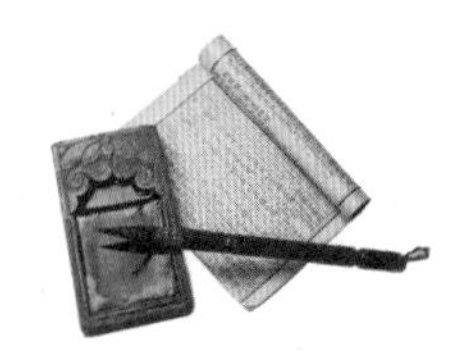

【目 录】

"虫草"家族解疑 …………………… 1
"龟苓膏""龟龄集"天差地别… 4
仅凭"喝水"就能降血压吗…… 7
难道我种的是假三七…………… 10
茶到底生血还是破血…………… 14
真的会"长满一圈就没命"吗… 16
到底哪些验方能补血…………… 20
断头蛇仍会咬人………………… 22
儿童牙痛能套用成人治法吗…… 24
好惊悚的治前列腺炎绝招……… 26
花椒、大蒜、浓醋能赶跑足癣吗
……………………………………… 28
黄连水、黄初乳，谁是人生第一口
……………………………………… 31
嚼橘子皮能除口臭吗…………… 34
口腔溃疡验方为啥不管用……… 36
枯痔散，千年秘方还是夺命鬼符
……………………………………… 38
绿豆汤到底怎么煮……………… 41
补身鸡蛋，可以一天吃 6 个吗… 44
"不喝水才能锁水"是歪理 …… 46
"国老"甘草竟有中毒危险 …… 48
醋泡黑豆乌发明目又美白吗…… 50
做面包的酵母岂能排毒………… 53
多吃主食会打破膳食平衡吗…… 58
生食，返璞归真还是得不偿失… 60
狂吃水果就能补足维生素 C 吗
……………………………………… 62
生吃泥鳅，治病还是致病……… 66
生吃茄子"通心梗"可信吗…… 68
指甲断病到底准不准…………… 70
令人怀念的古早味猪油………… 72
秘药敛痔散能不能自己做……… 74
自己能做大黄减肥膏吗………… 76
肉桂可以降血糖吗……………… 79
观赏瑞香能又入药又净化空气吗
……………………………………… 81
蛇胆，"圣手"还是"杀手"…… 84
食盐按摩牙龈能治牙病吗……… 87
胎盘馅饺子，你敢吃吗………… 90
香木瓜为什么不能吃…………… 93
我也能种能吃鲜灵芝不………… 96

生吞鱼胆可否明目………………… 98
活蝎治癌竟致死…………………… 99
无毒“野绿豆”，竟然也中毒 100
雄黄酒，喷洒涂抹就安全吗… 102
雪蛤油能治哮喘吗……………… 104
腰痛怎么会是皮肤病………… 106
野草怎能治血尿………………… 108
治冻疮昏招和妙招，你分得清吗
……………………………… 111
天下有没有“包生男方”…… 114
大量吃山楂，难道会流产…… 116
“自血”治痤疮，心动又担忧 118
苦瓜降糖到底灵不灵………… 120

阅读提示

关于作者 P9

◎ 这本书里的“高人解疑”真的是专家自己写的吗？这些专家都能找到吗？

关于使用 P15

◎ 已经知道“悬疑故事”悬疑在哪儿，可以不看“高人解疑”吗？或者粗略看看可以吗？

关于材料 P35

◎ 这本书里专家推荐的验方所提到的材料都能买到吗？去药店买这些中药需要处方吗？

关于读后感 P86

◎ 欢迎撰写评论，欢迎提问、批评，见解独到者有机会被录用！

关于征稿 P103

◎《大众医学》杂志开设的《家庭真验方》专栏，向读者征集适合家庭运用的中医验方。

“虫草”家族解疑

冬虫夏草、北虫草、蛹虫草、虫草花、虫草片、虫草胶囊……这些形形色色的“虫草”是不是叫你眼花缭乱？它们究竟是何面目？

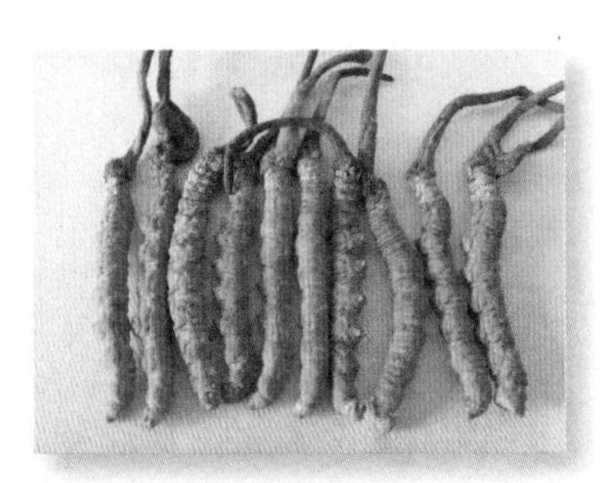

真品冬虫夏草

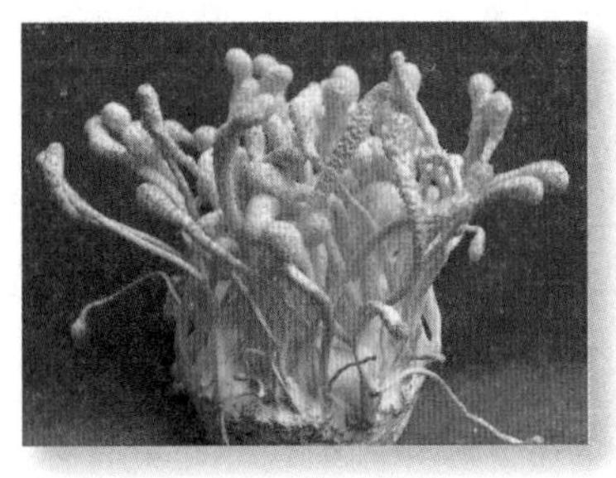

人工培育的虫草花

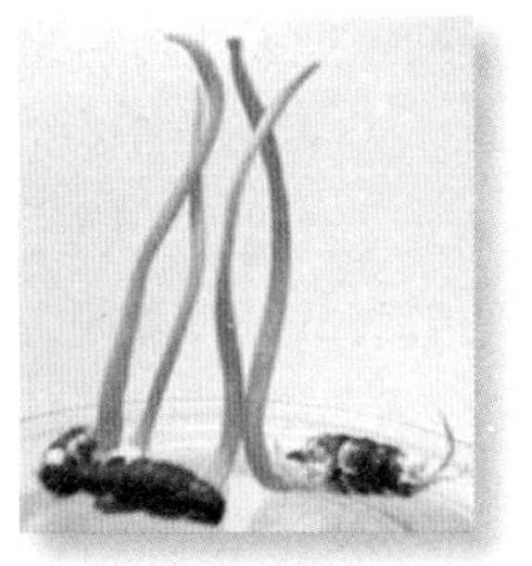

人工培育的蚕蛹虫草

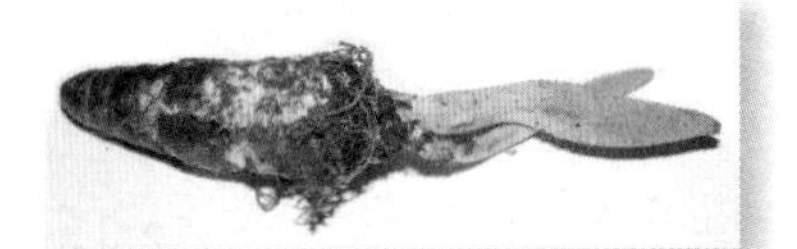

天然蛹虫草

悬疑故事

李总某日宴请，在酒店菜单上看见一款主厨推荐“虫草老鸭汤”，定价78元。78元就能吃上冬虫夏草？李总喜出望外、钦点此汤。“虫草老鸭汤”上桌，李总举筷直捣汤底，可左捣右捣不见冬虫夏草，于是叫来服务员，服务员捞起一堆金针菇形物件，说：“这么多虫草，怎么说没有呢？”李总大怒：“这是虫草吗！你以为我没吃过虫草？”经理赶到赔笑道：“我们这是虫草花，人工培养的虫草……”

高人解疑

虫草花不是人工培养的冬虫夏草，只是一种菌菇

上海中医药大学中药研究所副教授　王富军

中医药学上所称的冬虫夏草特指主产于我国青藏、云贵高原、横断山区及祁连山等高寒灌丛或草甸地带，由一种冬虫夏草真菌寄生感染当地一种生长在草丛地底下昆虫的幼虫后所形成的一味中药材。

用专业术语来讲，按照我国2010版《中华人民共和国药典》第106页的描述，冬虫夏草就是由“麦角菌科真菌冬虫夏草菌寄生在蝙蝠娥科昆虫幼虫上的子座及幼虫尸体的复合体”。

冬虫夏草价格昂贵，它的替代品北虫草深受百姓欢迎。北虫草与冬虫夏草同属不同种，分两类。

天然的——北虫草，也称为蛹虫草，是由与冬虫夏草真菌同属不同种的另一种真菌在自然环境中感染鳞翅目虫蛹而形成的一种虫草。

人工的——现在市场上有用柞蚕蛹或家蚕蛹等经人工接种北虫草中的寄生真菌培育的蛹虫草，属于人工培育的蛹虫草。大家一般所说的蛹虫草，大都属于这类。

虫草花则是更新的产物，因有“虫草”的名头也深得青睐。人们掌握了北虫草中的真菌的大规模人工培养技术后，由形成北虫草的真菌经人工培育，可在培养基上生长形成菌体子实体，这就是虫草花。虫草花完全是由人工培养的北虫草真菌菌体构成，不含昆虫组织成分。它是一种菌菇，只是菜，不入药。

各路“虫草”大PK

王富军

有人说北虫草与冬虫夏草相比，就好比黄铜与黄金，看上去差不多，但功能与价值相差很大。

对这种说法，目前没有进行过系统、科学的研究比对，应该说没有定论，但有一定的道理。因为，祖国传统医学特别讲究道地药材。一种药材是否有效、功效的大小与其产地、出处、收获季节等密切相关。比方说同样是青蒿，北方青蒿中的青蒿素（抗疟疾有效成分）最低，只有南方青蒿的1/10。因此，从治疗功效来说，应以野生天然冬虫夏草为优，北虫草、新疆虫草等虽然在民间应用较广，但其实都未被中国药典所收载。

一些获得了原料药批文的虫草菌发酵制品，多用于各种中成药的生产，这些产品可视为正宗中药材的替代品。我国卫生部2001年颁布的“可用于保健食品的真菌菌种名单”中未包括北虫草真菌菌种，只列入了中国被毛孢和中国拟青霉（真菌名）。不过，人工培育的蛹虫草子实体现被列入了“人工培植虫草类国家新资源食品”。

目前我国药监部门批准上市使用的虫草真菌类药品共53种，大都为发酵产品。例如，百令胶囊或百令片是由中国被毛孢采用加有蚕蛹粉的液体培养基发酵制得；金水宝胶囊是由中国拟青霉菌株发酵纯化而得；而宁心宝胶囊则由虫草头孢真菌经液体深层发酵所得的菌丝体制成。国家批准的各种虫草类药品经过了相应的临床试验，应该说有一定功效，可对症使用。

市场上还有其他当作保健品或食品销售的虫草粉、虫草胶囊、虫草酒等产品，其原料大都采用的是各种发酵虫草粉，而很少采用真正的野生天然药材。最近的研究表明，采用中国被毛孢真菌发酵制备的产品可能更接近于天然野生冬虫夏草中所含的真菌成分。

国家目前对药品、保健食品、食品有较为明确的标准和管理制度，请大家细心体会这其中的区别，理性选择各类虫草产品。

“龟苓膏”“龟龄集”天差地别

“龟苓膏”，不是很常见的清热解毒传统药膳方吗？不少人还将其做成甜品、饮品来食用。可是为什么有人说“龟苓膏”又叫“龟龄集”，是由名贵中药材做成的壮阳药？非也非也，“龟苓膏”和“龟龄集”，虽然名字相像，但组成、功效、用法等都不同，可不能混用、滥用。

悬疑故事

近年市场上流行一种黑色的类似果冻的食品，名叫“龟苓膏”，有些地方还称“龟龄膏”，卖得十分火爆。有人说“龟苓膏”实际上是传统中药“龟龄集”，由鹿茸、人参等多种名贵中药材加工而成，有补肾壮阳功效。于是很多人便将这“壮阳龟苓膏”当做保健零食常常吃，还有人派上餐桌与家人朋友分享。这黑黑的“果冻”真是壮阳神品，能常常食用吗？

高人解疑

龟苓膏是药膳、龟龄集为药品，两者组成、功效等均不同，不可滥用

重庆医科大学附属第二医院中医科主任医师、教授　王辉武

这些有意无意地把“龟苓膏”当作传统中药“龟龄集”大肆宣传其功效的商家实则在误导消费者。“龟苓膏”与“龟龄集”的组成和功用完全不同，切勿道听途说，跟风上当。

“龟苓膏”系广西梧州的传统药膳方，20 世纪 40 年代就有生产经营，以

龟甲、土茯苓为主要原料而得名，并配伍金银花、蒲公英、生地黄、槐花、菊花等熬制而成，据称有清热解毒、滋阴养颜的功效。经多年改进，市场有以“龟苓”为名的多种剂型，如饮品、甜品、羹品，还有苹果龟苓膏、银耳莲子龟苓膏、芒果龟苓膏等。值得注意的是，龟苓膏并不是万能药膳，并非人人皆宜。因其性寒凉，凡脾胃虚弱、消化不良、胃腹胀满、食欲不振、大便稀溏或腹泻者，以及月经期妇女、孕妇都不能服用。

“龟龄集”则由鹿茸、人参、海马、雀脑、石燕、枸杞子、补骨脂、淫羊藿等 28 味中药组成（其中没有龟和龟甲）。经严格而复杂的工艺，制成细末，每服 1.5 克，温开水送服。功能强肾壮阳、益气补脑，用于治疗肾虚阳痿、健忘多梦、腰酸膝软、阴寒腹痛、纳差气短等。现代研究表明，龟龄集具有延缓衰老、护肝、促进机体免疫、增强肾上腺皮质功能等作用。据清宫《龟龄集方药原委》称，此药“每服五厘，黄酒送下，浑身燥热，百窍通和，丹田微热，痿阳立兴”，为男性强身妙剂。但是，龟龄集为大补之品，其性温热，有燥热伤阴之弊，凡阴虚实热之体质者慎服。如外感伤风，发热咽痛，咳嗽黄痰，胃腹胀满，便秘口干，舌红苔腻者当忌。孕妇禁用。

“龟龄集”的名称从何而来？

相传，明朝嘉靖皇帝自幼体弱多病，到了 29 岁时尚无子嗣，以致朝纲不振，群臣皆忧，遂向全国征集补肾长生之方。方士邵元节、陶仲文以《云笈七笺》老君益寿散化裁，进奉皇上。嘉靖服用数年，连得皇子 8 个、公主 5 个，因此赐名“鹤龄丹”，宫中广为沿用，直至清代。乾隆皇帝据《抱朴子》“知龟之遐寿，故效其道，引以增年”之意，认为龟比鹤寿命更长，故更名“龟龄集”，并常年服用，以致寿登 89 岁高龄，为历代帝王之冠。

总之，“龟苓膏”并非“龟龄集”，二者字音相似，但在药物组成、功效、剂型、用法等方面均完全不同，切忌滥用。一般消费者，只知有龟苓膏，而不知有龟龄集，很容易被市场上的“龟龄膏”“龟灵膏”“龟灵集”等不正规的名称所迷惑。其实，你稍留心也不难辨识，龟苓膏是药膳，剂型是膏或果冻状，在超市可以买到，且价格不贵；而龟龄集是药品，剂型为散剂，在药房和医院才能买到，价格昂贵。

必须强调的是，无论是龟苓膏还是龟龄集，都是由中药组成的，药物都是有偏性的，药不对证所产生的副作用也是不可避免的。因此必须经医生通过辨证确认，方可服用。

延伸阅读

龟苓膏粉的食用法

华中科技大学同济医学院　冯丹

龟苓膏可炖热吃，也可冰冻着吃。夏季冰冻吃口感好，冬季则以炖热食用为宜，肠胃不好的人也比较适合热服。下面介绍一些龟苓膏粉的食用法，喜欢不同风味的读者尽可各取所需。

冲兑法　将龟苓膏粉一匙羹（约 10 克）放入碗（或盅）内，加冷开水两匙，搅成糊状。冲入沸水 200 毫升（普通饭碗九成满），边冲边搅，冷却即成膏状。

热烧法　取龟苓膏粉少许放入碗（或盅）内。加冷开水把龟苓膏粉搅成糊状（不要太稀，也不要太稠）。锅内倒一些水，煮至滚沸，把糊状的龟苓膏慢慢倒入锅中，一边倒一边搅拌。关火，冷却，即成膏状。

调味法　龟苓冷却结成膏状后，用小刀切开，注意不要切得太碎，以免影响美观。在另一个碗中放些蜂蜜，加开水稀释，然后将蜜汁倒入装龟苓膏的碗中。也可随个人喜好倒入椰浆、炼乳，既中和药苦，又增添不同风味。

看中“龟龄集”强肾壮阳、可用治肾虚阳痿？阳痿的病因很多，辨证后才可对症用验方，详见图书《家庭真验方——小药方大功效》“阳痿”章节

仅凭“喝水”就能降血压吗

原发性高血压是终身病，需要一辈子服药控制血压，而且不能随意停药；“水是生命之源”，我们每天都离不开水。但是，靠喝水可以降血压，多喝水可以控制血压？如此简单的好事还真没有。

悬疑故事

1995年，我突发脑溢血，经抢救捡回一条命。出院后，电台、电视及其他媒体上有关健康的内容我都看。经过多种试验，我最终选了“喝水”这种简单而又实用的方法。具体做法为：起床后先喝一杯醋茶，再喝一杯白开水，全是温的。接下来一小时左右喝一杯白开水，每次浴前喝一杯，浴后再喝一杯。一杯水约240毫升（我用孙子的奶瓶量过的），总共一天约喝水720毫升。

我实践后，现在血压基本控制在135/85毫米汞柱左右，原来尿酸偏高，现在也正常了，血黏度一直达标。既然靠“喝水”就能降压，就不需要再服降压药了吧？

（杨长松）

高人解疑

喝水只是保健手段，不能代替降压药

复旦大学附属中山医院心内科教授、上海市心血管病研究所副所长　邹云增

合理补充水分对于高血压患者来说很重要，因为水分摄入过少会引起血液浓缩、黏稠度增高，血小板聚集，容易诱发血栓形成，导致脑血栓和心肌梗死。从这一点上来讲，“喝水疗法”对高血压患者确有益处。

但是必须强调的是：喝水绝不能代替药物治疗。喝水可以说是一种保健手段，完全不具备降压药物的疗效。随着现代药物研发和制药工艺的进步，很多降压药物在降压的同时，对人体许多组织器官具有不同的保护作用，这也是喝水所达不到的疗效。

延伸阅读

高血压患者，应该怎样科学饮水

邹云增

单纯饮水量增加　目前常用降压药多为水溶性口服片剂，通过消化道吸收，具有良好的亲水性，可自由通过生物膜孔扩散，故易吸收。单纯饮水量增加，肾脏会通过自身调节机制将多余水分排出体外，不会引起血容量增加，所以也不会引起血药浓度的降低而影响疗效。

不过量饮水　如果过度饮水如精神性饮水、持续性大量饮水或者急性肾功能不全时，摄水量超过肾脏的排水能力，就会发生水中毒的情况，不仅会出现血压升高，还会引起重要器官功能衰竭，无论是健康人还是高血压患者都应避免这种情况的出现。

不限制饮水　高血压患者顾虑肾脏功能受损而限制水的摄入是不科学的。的确，长期缓慢进展的高血压会引起肾动脉粥样硬化、肾脏功能损害，甚至发展成为肾衰竭，肾功能的损害又会进一步加重高血压，进入一个恶性循环。实际上，积极稳妥地控制血压在正常范围是避免高血压肾损害的关键。

综上所述，高血压患者限盐是关键，在严格限制钠盐摄入的基础上，水的限制可以不必过严，每日饮水1 500 ~ 2 000毫升，每次不超过250毫升。高血压患者适于饮用富含钙和镁等矿物质的水，如自来水和矿泉水，因为有研究表明，摄入足量的钙和镁可以有效预防动脉硬化，还可使过高血压降至正常。纯净水由于去除了对身体有益的物质，故不推荐高血压患者饮用。建议在清晨起床空腹喝1杯、晚上睡前喝1杯，其他时间酌情喝水，不应等到口渴再去喝水，也避免暴饮，以防突然增加循环负担。

高血压病容易反复，在药物治疗的同时辅以验方、食疗、外治法、保健功等，常能收到额外效果，详见图书《家庭真验方——小药方大健康》“高血压”章节、图书《家庭真验方——小绝招大健康》“高血压”章节

阅读提示：关于作者

Q：这本书里的“高人解疑”真的是专家自己写的吗？

大众医学：是的。这些“解疑”是《大众医学》历年来众多作者亲笔所著，针对读者、网友的悬疑偏方故事，有针对性地点评、释疑，编辑部精心编排后呈现给大家。

Q：这些专家都能找到吗？

大众医学：本书中标注单位、职称的作者，一般均能找到本人。可能有些医生年事已高，不再出诊。

难道我种的是假三七

三七是家喻户晓的名贵中药，如今在花市也常常能见到有卖三七的，据说还十分好养活。实际上，那些三七常常是假的。倒也不是花贩子故意骗人，因为他也搞不清此三七与彼三七。

悬疑故事

两年前朋友送我一株三七，说能外敷能内服还能做菜，可活血化瘀，又可止血养心。我随手种在阳台上的花盆里，任它自由攀爬。如今三七长得很茂盛了，还会开花结果。我经常分出几支来送给朋友，也都很好养活。不过朋友们问我怎么吃、怎么用，我就说不上来了。不是都说三七要三年以后才能入药吗？

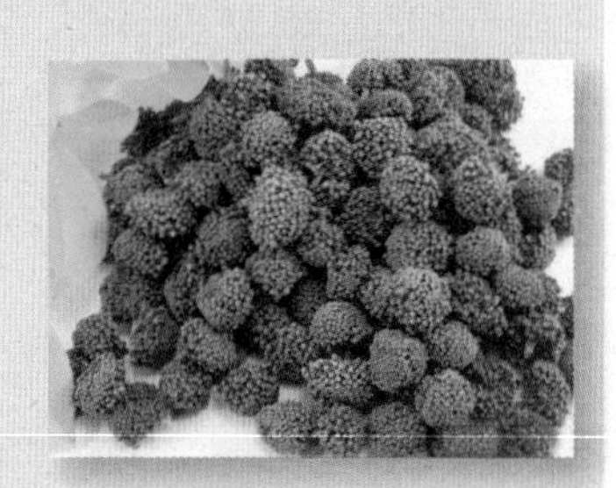
店里的三七花

最近我在参茸店看到有三七花卖，生意很好。可是我突然发现我家的三七花不是这样的呀？难道我种的不是三七？

（金　云）

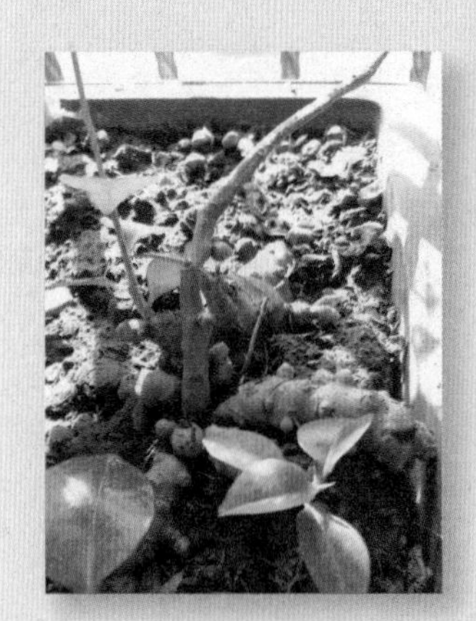
我种的“三七”

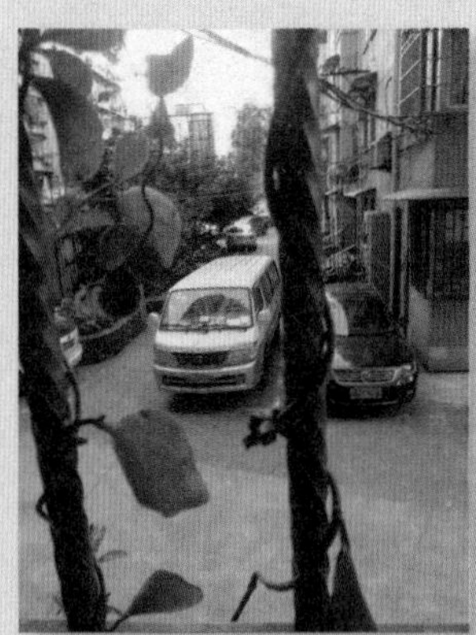
仔细看，藤蔓上有“小三七”

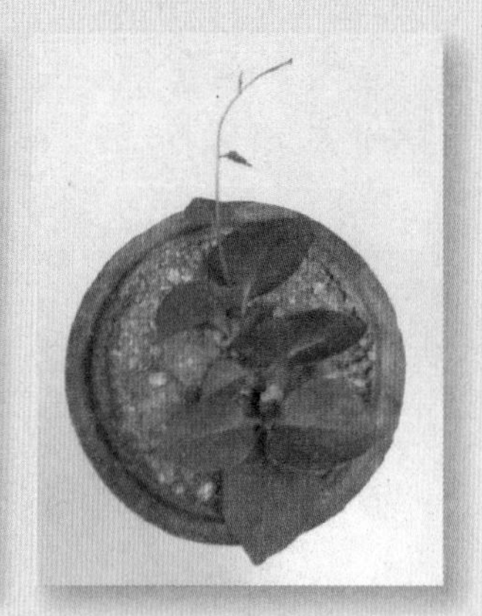
准备送给朋友的“三七”分支

高人解疑

藤三七常是三七“伪品”

上海中医药大学教授　葛德宏

三七确实是个宝。三七花泡茶，三七叶炒菜，三七根炖肉，食养均宜。三七用以治病，古医家称之止血神药，但三七确实需长 3 ~ 7 年才可入药。居家自种的三七未满 3 年，不具备应有药效，宜耐心候之。

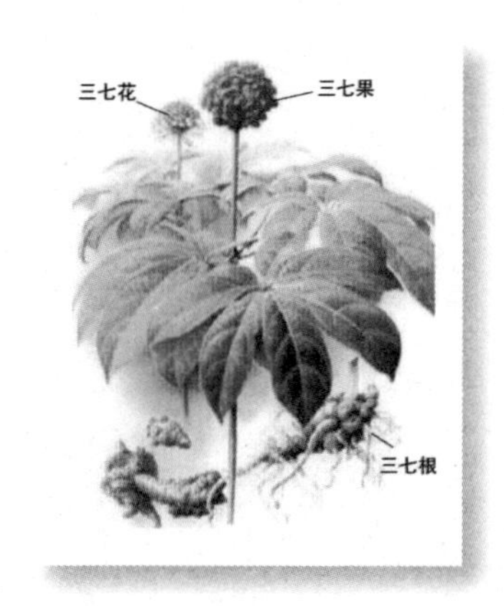

然而，这位读者所种的“三七”，其实并非名药三七，而是藤本植物藤三七。民间混淆藤三七和三七的人不在少数，还有人将景天三七当三七种。个中差别，且看本文仔细分解。

三七又叫山漆、参三七、田三七等，为五加科多年生草本。地下根肉质粗壮，呈圆锥或圆柱形，上有数条支根，外皮色灰黄或灰褐。地上茎直立，叶片椭圆至倒卵状长圆形，边有细齿。伞形花序独立顶生，呈黄绿色，果老熟时呈红色。自家种以养生，三七为首选。

藤三七又叫落葵，为落葵科多年蔓生缠绕藤本植物。植株根部簇生肉质根茎，常隆起裸露地表（就是照片上根部像生姜一样的大疙瘩）。藤上常腋生瘤状珠芽（就是照片上藤上的小疙瘩）。叶近心形，总花序腋生，花小色绿芳香。

只要看到实物，很容易分清这两种“三七”，问题是很多新手不了解，错把藤三七当三七来种，甚至用以养生，这就不妙了。

名药三七性温味甘微苦，入肝、胃二经。功效散瘀止血，消肿定痛。《本草新编》载：“三七根，止血之神药也。无论上、中、下之血，凡有外越者，一味独用亦效，加入于补血补气药中则更神。”

现代药理研究表明，三七能缩短出血和凝血时间；能减慢心率，抗心律失常，减少心肌耗氧量；能扩张脑血管，增强脑血管流量，降低血压；能增强免疫，抗炎，抗衰老。

藤三七也是中药，性温味苦，能补肾强腰、散瘀消肿，可用于腰膝痹痛、病后体弱、跌打骨伤。不过与三七相比，藤三七散瘀止痛作用远远不及。由于市场价格差异甚大，藤三七常作为三七的伪品销售。

延伸阅读

“假三七”好看好吃也养生

葛德宏

这位读者“不幸”种了“伪品三七”，不过不必伤心失望，藤三七叶绿花香容易繁殖，是相当不错的家居植物。何况，藤三七具有蛋白质、糖类、维生素、胡萝卜素等多种营养成分，是很好的保健型蔬菜，而且藤三七的嫩梢、叶片、根茎都可用来做菜，菜谱甚是丰富。

藤三七蛋花汤

藤三七嫩梢 100 克，洗净切碎。锅内加水，置火上煮沸，投入切碎的藤三七嫩梢。再滚时徐徐注入蛋浆搅匀，续滚数沸，调味即可。有活血通络之效果，跌伤损伤时适用。

藤三七炒腰片

藤三七嫩叶 100 克，洗净。猪腰 1 只，剖开去筋膜，洗净切片，放碗内加淀粉以黄酒调拌。腰片入热油锅内，以旺火煸炒至六成熟，投入藤三七嫩叶，调味、炒熟，佐餐。功效：补肾健腰，可用于腰膝痹痛。

藤三七炖肉

藤三七块根 120 克，洗净、切块。猪瘦肉 250 克，放锅内加水煮沸，撇去浮沫，调入酒、姜、盐各少许。续炖至肉烂，佐餐。功效：补虚养血，可用于病后体虚。

想知道真正的三七怎么采收、怎么吃吗

请关注“家庭真验方”微信公众平台，发送消息“真三七”，图文并茂知详情。

关注方法（任选一种）：

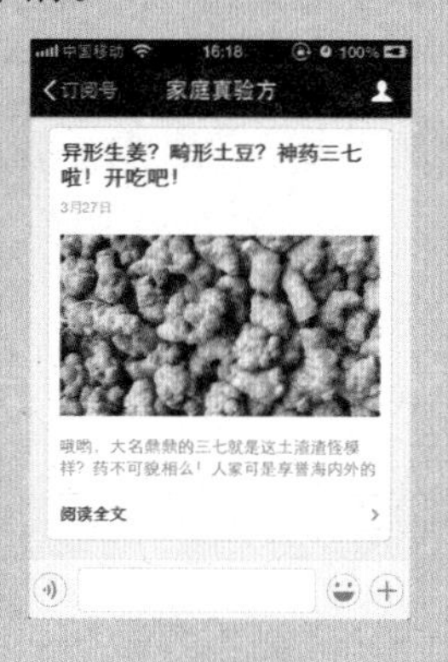

1. 打开手机微信软件，“扫一扫”左侧二维码；

2. 微信“通讯录”右上角“添加朋友”里“公众号”处输入“家庭真验方”；

3. 微信“通讯录”右上角“添加朋友”里空白处输入“jiatingzhenyanfang”。

茶到底生血还是破血

茶是中国人日常生活中最常见的饮料之一，能抗氧化、降脂、助消化、防止贫血……但也会引起贫血。等一等，“防止贫血”和“引起贫血”不是自相矛盾吗？到底是矛尖还是盾牢？

悬疑故事

我有轻度的贫血,面色苍白。一次看到一本科普杂志在谈“茶文化”的文章中说:“茶能促进铁的吸收，可防止贫血”，于是我把红茶当成日常保健饮料。可是不久，我又看到有一本科普杂志刊出“贫血患者不宜饮茶”的文章，说茶会破坏铁的吸收。这两种说法相去甚远，叫我听谁的好?

（辽宁　张忠鼎）

高人解疑

贫血之人不宜饮茶，茶防贫血的作用可忽略不计

中国营养学会荣誉理事　柳启沛

贫血的人不宜饮茶。这是因为茶叶中含有鞣酸等物质。食物中的铁会和鞣酸结合，使铁不能被人体吸收。有兴趣的读者不妨做个试验：把硫酸亚铁放在茶水中，你立即可以看到黄色的沉淀。这些沉淀就是不能被人体吸收的铁的化合物。有关饮茶引起贫血的报道不少，因此饮茶，尤其是喜饮浓茶，又有饭后饮茶习惯的人，容易患贫血。不过，贫血的原因很多。如果你有贫血，应当先停止饮茶，然后找找贫血的原因。

贫血患者用铁剂治疗时，如果饮茶，同样道理，铁与鞣酸结合成不能被人体吸收的化合物，铁剂也就失去其治疗贫血的作用。所以，贫血患者服铁剂时同样忌饮茶。

至于说到茶能防止贫血，是基于茶叶中含有维生素 C。维生素 C 的确有促进铁吸收的作用。红茶中含维生素 C 很少，绿茶中含量较高。但是，经过贮存和开水冲泡，茶叶中维生素 C 丢失不少，能提供给人体的量是很有限的。如果与鞣酸对铁的破坏作用相比，可谓小巫见大巫了。

阅读提示：关于使用

Q:我已经知道“悬疑故事”悬疑在哪儿,可以不看“高人解疑”吗?

大众医学：哪怕已经看出“悬疑故事”的“悬疑点”，仍请耐心读完专家解疑，这是作者的特别提点、经验之谈，是帮助读者解开偏方故事里悬疑的钥匙，也是本书的精华所在。

Q：粗略看看“高人解疑”可以吗?

大众医学：如果一目十行地浏览“高人解疑”，不理解思考、不用心体会专家的解析,则无异于买椟还珠。为了避免重蹈覆辙,也为了正确、有效、安全地使用真正的验方，请看完悬疑故事的所有文字后，再做出结论、动手试用。

真的会“长满一圈就没命”吗

带状疱疹是一种皮肤疾病,“蛇传”“缠蛇”“缠龙”，别名很多，发病时一侧皮肤出现密集分布小水疱的红色斑片，民间流传疱疹“长满一圈就没命”。因此，老百姓急中生智想出很多招数：针挑、擦酒、菜刀切……看花了眼，也挑不出该用哪招。带状疱疹究竟会不会“长满一圈就没命”，民间招数管不管用？

悬疑故事

77 岁的杜阿婆突然发现左侧腰腹部长了一串红色疱疹，痛得不得了。“腰缠火丹！”老伴惊叫，“这都半圈了！长满一圈就没得救了！快……快……快……”

快干吗呢？老伴说:“老法说缠龙草灰拌麻油外用有奇效。”可缠龙草是什么？仓促间上哪去找？女儿上网一查，高兴地叫:“不用缠龙草，网友说用墨汁圈就行了！”可再翻两页网页，女儿不吱声了：针挑、雄黄酒擦、菜刀切……各种各样奇方五花八门。

网上帖子

救命啊

前段时间我在网上看过一则帖子，说有一种东西长在腰上，如果长成一圈就死定了。那叫什么病？我怀疑我妈得了这个病！但我找不到原帖，我妈腰上的红点已有半圈，救命啊！

我也长过这种红色疱疹

我小时候也长过，后来用一种药治好的（具体什么药忘记了），但那种疼我这辈子忘不了，用针挑破了然后抹药，疼了两天两夜啊！快带你妈妈去看医生吧，很多人说过长成一圈就没救了。

我的偏方

我们老家称为“蛇传”。我也长过。我有个偏方，非常有用：用墨汁（一定要磨出来的，建议买砚台自己磨），然后用毛笔沾上墨汁把长出来的红点点分区域画圈，注意一定要全部圈到，不能有遗漏，否则还会蔓延。然后你就等着缩小包围圈，大概一个星期就好了。

我们这里的土话叫“缠蛇”

听说雄黄酒（大蒜和雄黄粉一起配制）能治这个病，只要把雄黄酒擦红色疱疹处就管用。

这是带状疱疹

这是带状疱疹，我们这边方言叫“缠龙”。我老公年初得了这种病，而且他得的部位比较危险，在眉毛以上。开始为他看病的两个医生都没看出来，后来到皮肤科才确诊，开了药，有涂的、有吃的，才控制住。我们这边还有种草药，就叫缠龙草，把它烤焦、研成粉，和着生的菜籽油擦，很快就会好。

菜刀切

我也长过的。当时一位老奶奶拿了一把菜刀切我太阳下的影子，在我生“蛇缠”的部位照出来的影子上放上稻草，然后拿刀边切边念着我听不懂的话，结果竟然好了！菜刀切影子把我的“蛇缠”治好了，科学也没法解释啊。

“家庭真验方”微信平台粉丝献招

网友这么敢说，“家庭真验方”的粉丝还有没有其他妙招？不少粉丝明确指出“腰缠火丹”——带状疱疹的治疗方向是中西医结合。

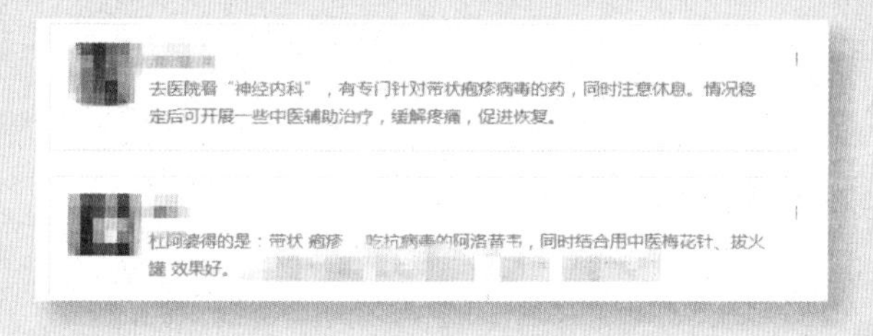

究竟是网友的邪招能对付这“腰缠火丹”，还是“家庭真验方”的高手粉丝技高一筹？又或者，都不对？

高人解疑

民间方法延误病情，带状疱疹患者要尽快去正规医院就诊

上海中医药大学附属岳阳中西医结合医院皮肤科副主任医师　李福伦

“腰缠火丹”的学名是带状疱疹，是常见的皮肤疾病之一，由水痘－带状

疱疹病毒感染引起。带状疱疹皮损以“单侧带状分布”为特点，也就是说，水疱往往只在身体的一侧发作。笔者门诊每日至少有 10 人因带状疱疹就诊，极少有长满一圈的。即便是播散性的带状疱疹患者，经过正规治疗，也可以很好地康复。民间所谓“长满一圈就没救了”的说法，是过于危言耸听了。

得了带状疱疹不至于没命，“痛得要命”倒是常见的，大部分患者就是因为剧烈的疼痛前来就诊。由于病毒具有亲神经性，感染后可长期潜伏于脊髓神经后根神经节的神经元内，当抵抗力低下或劳累、感染、感冒时，病毒可再次生长繁殖，并沿神经纤维移至皮肤，使受侵犯的神经和皮肤产生强烈的炎症。注意：这句话暗示我们，有疼痛的时候只是带状疱疹病毒发作，它其实很早就已经潜伏在我们身体里了，只是我们不知道而已！

带状疱疹治疗的黄金时间窗在发病后 5 天以内，此时的积极治疗可以非常有效地降低后遗神经痛的发生概率。为什么这么说呢？我们来打个比方。

比如我们的身体是一个“精装修房间”，带状疱疹病毒就是闯入我们房间的“老鼠”。发现“老鼠”入侵，我们要做的第一件事情是什么呢？自然是赶紧“灭鼠”（抗病毒），“保护家具”（抗炎）；“老鼠”消灭得越及时，“家具”被破坏得越少，后期维修“家具”需要的工人、时间就越少。这些“家具”就是我们的神经，而神经是人体中生长最慢的组织，所以一旦严重受损就需要较长时间来修复，病程自然就会比较长。

不要过分担心后遗神经痛

所谓带状疱疹后遗神经痛，其诊断标准往往是发病后超过 6 周仍有疼痛者。因此，很多患者“一个月了还痛”，就担心患上了后遗神经痛，这是不对的。要分清带状疱疹的自然病程和后遗症，不要过分担心。

带状疱疹是具有一定自限性的疾病。也就是说，即使不治疗，该病也可以好转，但是罹患后遗神经痛的概率比较大，年龄愈大，神经痛愈重。同时，也有部分患者根本没有疼痛。那是因为带状疱疹的个体差异性很大，有的患者可以没有任何感觉，有的则会出现瘙痒，有的会有剧烈针刺感疼痛、火烧样疼痛等不适。

民间所谓的“墨圈、菜刀切、针挑、擦雄黄酒”都是不正规的治疗，耽误病情不说，还有潜在的扩大感染的风险。临床上，我们一再告诫患者不能这样处理。如果刚好遇到抵抗力比较强的患者，喝瓶水后就好转，我们可以把这瓶水当做治疗带状疱疹的“圣水”来喝吗？

发现患上带状疱疹，要快，不是快找秘方奇方，而是快上医院。及时到正规医院相关专科进行治疗，不然耽误了病情，真的可能因后遗神经痛而吃大苦头！

参与线上互动，即时收看各类验方，请关注“家庭真验方”微信公众平台。

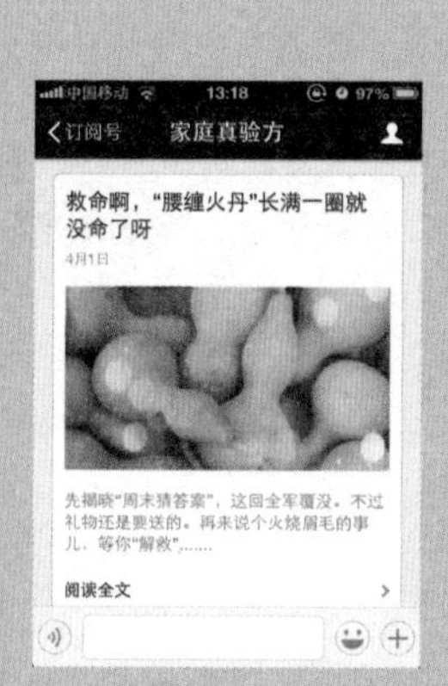

中国移动 13:18 98%
订阅号
家庭真验方
“长满一圈”不至于没命，痛得要命是真的。
4月1日
上海中医药大学附属岳阳医院皮肤科副主任医师 李福伦 每天至少接诊10位，少见“长满一圈”的“腰缠火丹”
阅读全文

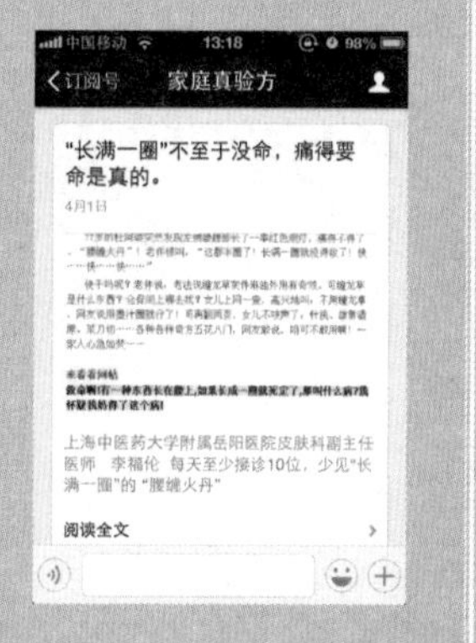

关注方法（任选一种）：

1. 打开手机微信软件，“扫一扫”下方二维码；

2. 微信“通讯录”右上角“添加朋友”里“公众号”处输入“家庭真验方”；

3. 微信“通讯录”右上角“添加朋友”里空白处输入“jiatingzhenyanfang”。

到底哪些验方能补血

具有补血生血功效的食物、药物不少，被人们熟知的就有红枣、当归、黄芪、花生衣，等等。不过哪种食物或药物更适合骨髓增生异常综合征患者补血之用？如何在“茫茫”验方中挑选最适合自己的那款补血佳品？

悬疑故事

我患有骨髓增生异常综合征，表现为血小板减少。病友们有的说花生衣能治疗血小板减少，有的说藕能防出血，有的说红枣生血最好，还有的则说一定要吃当归、黄芪。请问到底哪些食疗方法对我有好处？

（上海　桂安平）

高人解疑

对症用药效更佳，推荐两则常用辅助治疗方

上海中医药大学附属岳阳中西医结合医院血液内科主任医师、教授　周永明

药膳对骨髓增生异常综合征具有积极的辅助治疗作用。上述提到的花生衣等原料，均为临床补血时常用。其中，花生衣具有养血止血的功效；藕，生用具有凉血、散瘀之功，治热病烦渴、吐血、热淋等，熟用能益血、止泻，还能健脾、开胃；红枣在中医处方里，是一味最常见的药食同源药，味甘性温，主要功能为补中益气、养血安神，亦可增强免疫力，具有一定的抗癌功效；当归、黄芪二味中药确为补血之佳品，著名的当归补血汤便由此二味药组成。

值得提醒的是，当归补血汤虽为补气生血之基础方，但阴虚潮热或湿温潮热者不宜服用此方，应在有经验的中医师辨证指导下服用。

目前市售的补血生血保健品鱼龙混杂，非对症地盲目用药，有时不仅达不到治疗的效果，反而可能会加重病情，不利于骨髓增生异常综合征的恢复。下列两则配方为我们所常推荐，患者可用以辅助治疗。

1. 海参天冬粥　海参 100 克，天冬 25 克，薏苡仁 100 克，冰糖少许。将海参切片；天冬切斜条，煎取浓汁，去渣，入薏苡仁、海参共煮粥。煮沸后，加入冰糖适量，至粥熟即可食用，每日 1 ~ 2 次。具有益气养阴的功效，心悸气短、低热盗汗、头晕耳鸣、口咽干燥、睡眠不宁的患者适用。

2. 大枣桂圆薏米粥　大枣 12 个，桂圆 20 克，薏苡仁 50 克，加水适量熬成粥，早晚食用。大枣、桂圆、薏苡仁均为健脾益胃滋补之品，经常食用可增强体质、提高机体抗癌免疫功能，对骨髓增生异常综合征患者见贫血、身体虚弱或因放疗、化疗引起血红蛋白低下、白细胞减少及血小板减少者，均有较好辅助疗效。

延伸阅读

中西医结合治疗骨髓增生异常综合征

周永明

骨髓增生异常综合征的治疗难度较大，至今尚无理想的治疗方法。

西医主要采用诱导分化剂、雄性激素、免疫抑制剂、化疗和输血等对症支持治疗方法。若血小板控制在 2 万以上，一般就不易引起出血。

中医学将骨髓增生异常综合征归属“虚劳”“血证”“内伤发热”等范畴，运用辨证治疗和辨病治疗，具有较好的临床疗效和鲜明的特色优势。根据病变的不同阶段，权衡脾肾亏损、邪毒瘀滞之轻重，采用相应的治疗对策，随证选用健脾补肾、解毒散瘀等中药辨证治疗，可促进患者的骨髓有效造血，改善出血、贫血症状，提高外周血象和生活质量，防治感染和向白血病的转化。中西医结合治疗可进一步提高疗效，改善预后，促进痊愈。

断头蛇仍会咬人

只看见过断头鱼蹦跶，没听说过断头蛇还会咬人？去网上搜下，好多相关报道呢。再读此文，确知真不是编的。不过这个故事更值得我们关注的是，万一被毒蛇咬伤怎么办。

悬疑故事

随着蛇宴的流行，被毒蛇咬伤的患者明显增多，其中很多是蛇餐馆工作人员。中国蛇协急危重症医学研究所近年来收治了数十例在抓蛇、宰蛇时不慎被咬伤的危重患者，其中有一人竟被已砍断半天的金环蛇蛇头咬伤，致呼吸停止，经全力抢救7昼夜才死里逃生。他是怎么死里逃生的？万一被毒蛇咬伤怎么办？

高人解疑

被毒蛇咬伤，牢记4步急救措施

中国蛇协急危重症医学研究所副研究员　蓝　海

蛇餐馆工作人员、蛇贩、养蛇人和其他有机会接触毒蛇的人一定要记住，一旦被毒蛇咬伤，不要惊慌，遵循下列4步急救措施。

1. 立即停止伤肢活动，争取在2～3分钟内，用绳子或布条在伤口上方（近心端）约10厘米处结扎（结扎松紧度适中，不影响动脉血的供应）。

2. 用清水冲洗伤口，并用2%碘酊和75%酒精消毒。然后用小刀等利器在伤口处沿蛇牙痕作纵形或“十”字形切开，长约1厘米，深达皮下，然后再冲洗、挤压。但此法不适用于五步蛇和蝰蛇咬伤。

3. 反复冲洗后，迅速将6～8枚火柴呈辐射状堆放于伤口，点燃烧灼，反复2～3次。因蛇毒遇高热可发生凝固，失去毒性。

4. 在紧急情况下，还可将高锰酸钾或食盐、明矾、雄黄等塞入伤口。

由于蛇毒的吸收极快，一般被毒蛇咬伤后 30 分钟，血液中就可达最高浓度。所以，特别强调就地局部处理的重要性。以上紧急处理后，应尽快送医院进一步治疗。

目前治疗毒蛇咬伤的特效药仍然是相应的抗蛇毒血清，中草药治疗蛇咬伤虽有一定的效果，但至今尚未发现哪一种中草药能直接地、特异性地对抗蛇毒，因此大家不能过分轻信某些“祖传蛇药”“民间秘方”，以免延误抢救时间。

延伸阅读

有毒蛇和无毒蛇的区别

广州中医药大学第一附属医院外科门诊主任医师、教授　赖振添

被蛇咬伤后如何判断是否为毒蛇所伤？一般可以从蛇的头部、尾部、斑纹、色泽、动态等来区别有毒蛇和无毒蛇，但不绝对可靠，详见下表。

项　目	有　毒　蛇	无　毒　蛇
头部	一般呈三角形，如五步蛇、竹叶青蛇、蝰蛇等。但也有呈椭圆形的毒蛇，如银环蛇、金环蛇、眼镜蛇、眼镜王蛇、海蛇	一般呈椭圆形
尾部	一般短而钝，从肛门到尾端突然变细，或尾部呈侧扁形	长而尖细，从肛门到尾端逐渐变细
底纹	斑纹颜色鲜明，如银环蛇，可见黑白相间的环纹，金环蛇可见黑黄相间的环纹	斑纹颜色多不鲜艳
体态	一般短而粗	一般较细长
动态	休息时，常蟠团；爬行时，多数蹒跚大意，行动较慢，性情一般较凶猛	爬行较快，警惕性高，多数不凶猛
牙痕	牙痕一般粗大而深，典型的有 2 个毒牙牙痕，有时只发现一个牙痕，是为半边蛇口所咬	牙痕有 4 ~ 10 个不等，小而排列整齐

急救同时，加用中药方能加速伤口愈合及咬伤肢体功能恢复。如何在院前和急救时正确配合运用验方，详见图书《家庭真验方——小绝招大健康》“毒蛇咬伤”章节

儿童牙痛能套用成人治法吗

“牙痛起来真要命”，对成人而言，牙痛起来已经感觉痛苦不堪，小孩牙痛更令家长束手无策。不过，给孩子吃成人服用的消炎药，或者用成人用的止痛验方可不行，儿童牙痛并不是套用成人法就能治好，最稳妥的方法或许只有一种。

悬疑故事

我儿子快6岁了，最近吃饭时经常叫牙痛。我看了他的牙齿，也看不出啥名堂。他祖父拿出自己治牙周炎的药，可我不敢给孩子吃；他奶奶说，嚼片西洋参就会好，我也觉得不靠谱。请问有什么办法可帮孩子止痛，又没有副作用？

（江苏　李海丽）

高人解疑

多数儿童牙痛不能居家治疗，及时去医院诊治最稳妥

上海交通大学医学院附属第九人民医院儿童口腔科副主任医师　池政兵

儿童主诉牙痛，除了牙齿本身的问题，可能与牙周、黏膜疾病也有关。一般来说，最多见的是蛀牙，包括龋齿、牙髓炎、根尖周炎以及牙槽脓肿等。3 ~ 5岁的孩子，还常见不洁性龈炎，因为他们不能掌握正确的刷牙方法、口腔卫生差；容易感染病毒，发生疱疹性龈口炎；6岁左右，第一恒磨牙（六龄牙）萌出时，可引起萌出性龈炎。这些都会让孩子叫牙痛。稍长的儿童，牙痛还可能来自因牙齿排列不齐引起的牙列拥挤性龈炎。

儿童牙痛的原因那么多，儿童的病理特点又与成人不同，建议家长不要盲目尝试所谓的“验方”，也不要随便给孩子服用成人药物。那么，发生牙痛时，家长该怎么办呢?

首先，蛀牙引起的牙痛，没有有效的家庭治疗法，只有尽早去医院补牙，才能避免发展成牙髓炎、根尖周炎等。发展到牙髓炎、根尖周炎以及牙槽脓肿时，应接受根管治疗（抽牙神经）。在去医院治疗前，可以口服一些抗菌消炎药以及止痛药。

如果是炎症引起的牙痛，可以居家治疗。主要是口服抗菌消炎药以及止痛药，并注意刷牙方式、口腔卫生。如果不能缓解，还是要去医院，根据病因接受洁牙、局部牙龈冲洗、口腔正畸等治疗。

由于儿童的药物品种、用量都很专业，因此即使是暂时在家里服用药物，也应有医生的指导，并仔细阅读药品说明书。如果是急性病毒感染，除了应给孩子服用抗病毒以及抗菌消炎药之外，局部还应用些消炎防腐药物。这些，显然也是家庭治疗无法做到的。

总之，儿童发生牙痛，最稳妥的办法还是及时去医院诊治。虽然可能需要跑很多次医院，但家长一定不能嫌烦，图一时“省事”只会招致以后成长中长期的麻烦。

成人牙痛可用一些简单易行的小验方缓解，详见图书《家庭真验方——小药方大健康》“牙痛”章节。按压身体某些穴位止痛也可收立竿见影的效果，详见图书《家庭真验方——小绝招大健康》“急性疼痛”章节

好惊悚的治前列腺炎绝招

曾经有一位乡医向《大众医学》编辑部投稿一篇自己治疗前列腺炎的“绝招”故事，要求发表。我们一看他的治法，如此惊悚！这篇是真正的“悬疑故事”了，因为我们请教了专科医生，众说纷纭、莫衷一是。“解疑高人”在哪里？

悬疑故事

2006 年夏天，我接到一个老乡的电话，说是因照看孙子着急上火，前列腺的毛病又犯了：上床就想尿，下床尿不出，两天两夜没合眼……我放下电话，带上针药就出发了。到了老乡家里，我用针管抽了一毫升地塞米松，拔下针头将针管交到老友手里，嘱他一手提起阴茎，一手将针管的接合嘴插进尿道，然后将药液推入。这样保持阴茎朝上一小时，放手后一泡大尿尽出。我又留下 2 支地塞米松，嘱他依法每天一次自行治疗。

3 天后老乡来我家结帐，我告诉他：针管七角钱，地塞米松每支一角钱，共一元钱。老乡掏钱的手没好意思拿出来，最后给了我一包茶叶……

地塞米松尿道注药法可以迅速缓解非细菌性前列腺炎急性发作引起的尿潴留，而且操作简单，患者可以自治。

（姜仁明）

编者的话

其实编辑部一开始是拒绝这位乡医的发表要求的，怎奈他一周一封信、一月一通电话，非让我们给他指点改进，告诉他哪里可发表。感慨于他的热情和执着，我们就把这样的“惊悚”故事呈现在“家庭真验方”微信中。类似的成功案例这位乡医还说了好多，在看病难看病贵的今天还有这样的基层好医生也实属不易。

如果你感动于他为民着想、热爱本职的精神，就把这则首发于微信平台的故事转发出去吧。

1. 扫描左侧二维码，关注“家庭真验方”微信；

2. 发送“前列腺炎”收看、转发故事。

17:02
订阅号
家庭真验方
好惊悚的前列腺炎绝招
3月20日
看病难看病贵的今天，还有这样一心为病家省钱的医生!尽管他的治法有点……
阅读全文

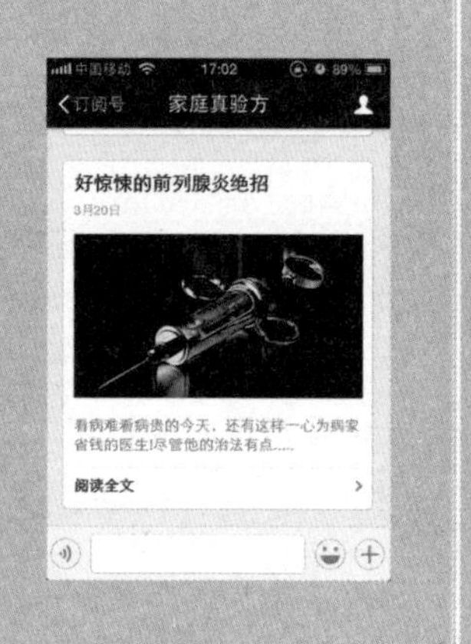

高人解疑

悬赏征集中！

这绝招靠谱不？能效仿吗？解疑高人请发送您的高见到“家庭真验方”微信平台，关注即时回复和上线通知。

花椒、大蒜、浓醋能赶跑足癣吗

足癣就是我们常说的“脚癣”“脚气”，是一种常见病，一到夏季更是痒、痛全来，多因真菌感染所致，较难根治。这种难治病用花椒加大蒜敷脚，或用浓醋泡脚，就能将它赶跑吗？有人以身试法，谁知状况百出，只因足癣“花样”多，对号入座才有望得到“根治”。

悬疑故事

我足癣年年发，有水疱、糜烂。现在正用一个治足癣的验方：花椒 25 粒，研成粉状，与 5 瓣大蒜一起捣成糊状。把大蒜花椒糊敷在患处，每隔一天敷一次，每次敷药约 20 分钟，然后洗干净。敷的时候会出黄水，很痛，有火烧一样的感觉。这种情况正常吗？这方子还可以用下去吗？

我还听说每天用浓醋泡脚可以治足癣，我能不能两个法子一起用，这样会不会好得快一些？

（王　刚）

高人解疑

应先明确足癣类型后对因治疗，避免用刺激性大的药物

上海中医药大学附属岳阳中西医结合医院皮肤科　连　侃

花椒、大蒜和浓醋自古以来都被认为是外用“杀虫”的要药，民间用来治疗足癣也由来已久。但这些药物刺激性较大，会引起皮肤不适，甚至过敏。

读者用之“出黄水，很痛，有火烧一样的感觉”，恐是刺激性所致皮肤过敏，应该避免再用。

中医治疗足癣，对于脱屑角化型多辨证为伤阴化燥，可用白鲜皮、土槿皮、苦参、黄精等醋浸泡足；对于水疱型的多辨证为湿热下注，可用黄柏、苍术、蛇床子、茯苓等醋浸泡足；而对于糜烂型多辨证为湿热胶结不化，可多加木通、紫花地丁、萆薢等化湿之品。

建议王先生到医院皮肤科，做足部真菌涂片或培养，明确是何种类型的真菌所引起的足癣。针对病因，采用中西医结合治疗方法和手段，力争达到“根治”的目的。

延伸阅读

治足癣验方二则

上海中医药大学附属岳阳中西医结合医院皮肤科主任医师、教授 李斌

1. 水疱癣方

配方：黄柏 30 克，苍术 15 克，蛇床子 30 克，土茯苓 30 克，米醋 1000 毫升。

用法：药物浸泡 1 周后，每天泡脚 5 ~ 10 分钟。

功效：适合中医辨证多为湿热下注的水泡型足癣。若出现皮肤瘙痒、疼痛等不适感觉，应立即停用。

2. 糜烂癣方

配方：木通 15 克，紫花地丁 30 克，萆薢 30 克，苦参 30 克，1 000 毫升清水。

用法：煎煮、浓缩至 500 毫升，冷却后湿敷，每次约 10 分钟。待糜烂面愈合后，可外用抗真菌的西药药膏进行治疗。

功效：清热化湿，适合辨证为湿热胶结不化的糜烂型足癣。

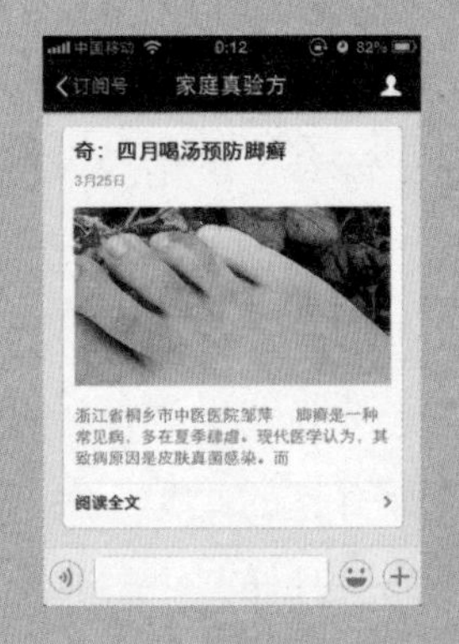

每年4月喝汤能预防脚癣？奇吧。请关注“家庭真验方”微信公众平台，发送消息“脚癣”，看看是啥汤那么特别。

关注方法（任选一种）：

1. 打开手机微信软件，“扫一扫”下方二维码；

2. 微信“通讯录”右上角“添加朋友”里“公众号”处输入“家庭真验方”；

3. 微信“通讯录”右上角“添加朋友”里空白处输入“jiatingzhenyanfang”。

黄连水、黄初乳，谁是人生第一口

在提倡母乳喂养新生宝宝的现代，仍有不少地区的人坚持婴儿出生后第一口一定要喂黄连水的老法子，认为黄连水可以去胎毒、防长痘、训练孩子从小吃得起苦。这种由来已久的“黄连宝宝养生法”是否经得起考验？它能打败黄初乳，成为宝宝人生第一口的最佳选择吗？

悬疑故事

姐姐今天生宝宝，我看到她的公公给宝宝喂黄连水，把我吓了一跳。听我婆婆说这里的婴儿出生以后第一口喝的都是黄连水，说是可以去胎毒，以后的皮肤也会好，不会长痱子、痘痘。但我看过很多育儿书，都说宝宝第一口应该是母乳。我的宝宝也快出生了，婆婆高兴地说她黄连粉都准备好了，这可怎么办！

（莫惠如）

高人解疑

乱吃黄连对宝宝有害无益，人生第一口推荐初乳

复旦大学附属儿科医院中医科主任医师、教授　时毓民

“黄连水宝宝养生法”过去非常普遍，直到今天仍有不少地区有给新生宝宝喝黄连水的习俗。其目的，一为去胎毒，二为“以后可以不长痘”，三为“喝过黄连水，以后吃啥也不怕苦味”。还有人用黄连水给宝宝洗澡。

中医认为宝宝患痘、疮、疥等都因胎毒而起，民间流行给宝宝喝黄连水

的主要目的就是排这些胎毒的，认为这样胎便排得快点，可以少长痘疮、痱子。在有些地方，黄连也是民间常用于治疗新生儿黄疸的传统药物。因此，不仅有家长给新生婴儿第一口吃黄连水，在出现黄疸时，还加大剂量地喂服。

这些做法，现在看来都是很有问题的！

中医治病讲究辨证，黄连性偏凉，不看宝宝体质、不管三七二十一就给新生儿喂，肯定是不对的。而且“是药三分毒”，新生儿肠胃发育不完全，乱吃药会增加风险。

“喝过黄连水，以后吃啥也不怕苦味”，这个说法更没有科学根据。因为新生儿味觉发育还不完全，他对苦和甜的感觉并不灵敏。让新生宝宝进行“吃苦锻炼”，纯属无效劳动。

同时，黄连对新生儿黄疸没有预防作用。婴儿黄疸是因为体内缺氧导致红细胞的缺失，很多新生儿都会有。这是一种生理现象，如果在正常范围内是不用治疗的，根本不用喂黄连水。对于黄疸严重的宝宝，用大剂量黄连水治疗更是有害无益。黄连所含的黄连素会与胆红素竞争体内的蛋白质，把已与体内蛋白质紧紧结合的胆红素置换，使胆红素游离于体内，进入脑部，引起脑核黄，造成不可补救的破坏。所以，千万不要用黄连治疗新生儿黄疸！

给新生宝宝第一口喂黄连水是错误的，科学的做法是喂初乳。

宝宝出生后，妈妈最初几天分泌的乳汁称为初乳。初乳量很少，较黏稠，颜色发黄。有人怕初乳脏，将之弃去，实在太可惜。殊不知初乳的脂肪和糖的含量较低，最适于出生后 10 天内新生儿的消化和吸收。黄色的初乳还含有丰富的蛋白质和维生素 A，有助于增强新生儿的抗感染能力；初乳中的生长因子能促进婴儿未成熟的肠道发育，为吸收成熟乳做好准备，并减少过敏。而且，初乳还有轻微的通便作用，能利于胎便排出，减少胆红素含量，减轻新生儿黄疸。这才是宝宝应该得到的人生第一口。

延伸阅读

“黄连宝宝养生法”并非一无是处

时毓民

一种养生法能历经岁月考验流传下来并广为传播，肯定有它的过人之处。“黄连宝宝养生法”正是如此，对某些宝宝，黄连有独到的治疗保健作用，只是民间把这些功用扩大用滥了。

那么，哪些宝宝可以用黄连水呢？细细数来，还不少呢。黄连能清火败毒，现代医学研究发现除了含小檗碱（黄连素）外，还含黄连碱、甲基黄连碱、掌叶防己碱、巴马亭和药根碱，黄连还有广谱的抗菌作用。因此，黄连可治疗细菌性痢疾、伤寒、脓肿、中耳炎、湿疹等，当宝宝患以上疾病时，可在医生指导下用黄连。

湿疹宝宝黄连水验方

当宝宝患了湿疹，可以先用 15 克黄连煎水湿敷。注意药温要适度，每日 1 ～ 2 次。用药 1 ～ 2 天后，渗水减少或无渗水者，可改用黄连粉甘油调涂，每日换药 1 ～ 2 次，直到痊愈。

嚼橘子皮能除口臭吗

生活中很多人都有口臭，令人难以启齿、欲言又止。小孩口臭很多时候和自身的胃肠道疾病有关，听起来应该先解决身体疾病的问题，但是嚼橘子皮除口臭是否也可试上一试？

悬疑故事

我孙子才3岁，小嘴却很臭。他有时会便秘，我估摸着可能是消化功能不好，就给他嚼橘子皮。可是不管用，嘴还是臭。怎么办才好呢？

（刘全福）

高人解疑

橘子皮可暂除口臭，找到病因才能从根本上解决问题

复旦大学附属儿科医院中医科主任医师、教授　时毓民

很多小儿口臭确实是由胃肠道疾病引起的。比如进食过多或进食不消化食物引起消化道动力障碍，肠道内容物潴留、反流而出现口臭；便秘的小儿，也可因粪便中粪臭素、氨气等气味反流到口腔，发生口臭。橘子皮中含有大量的维生素C和香精油，具有理气化痰、健脾和胃的作用，能在一定程度上消除这种异味。但是这仅是辅助措施，对此类小儿还应该进行消食化积导滞治疗，可选用保和丸，每次6～9克，每日3次口服；或大山楂丸，每次1丸，每日3次口服；或木香槟榔丸（用于便秘患儿），每次6～9克，每日3次口

服；或复方鸡内金片，每次 5 片，每日 3 次口服。

另外，很多小儿口臭还与牙齿及牙周疾病有关，嵌塞于牙缝或龋齿中的食物残渣腐败发酵，引起难闻的口臭。如属这类口臭，可在饭后用淡盐水漱口，以杀菌消炎。平时可多喝水保持口腔湿润，并在水或奶中加上一片柠檬，以刺激唾液分泌，减少厌氧菌的产生。当然，这些措施也只是治标，必须去医院检查，有针对性地治疗口腔疾病，才能从根本上解决口臭问题。

阅读提示：关于材料

Q：这本书里专家推荐的验方所提到的材料都能买到吗？

大众医学：除个别秘药，本书中绝大部分药材均为通用的常见中药，个别属于地域性的药材或食材，我们已标注说明。

Q：去药店买这些中药需要处方吗？

大众医学：我们在编写本书时已重点标明有毒中药，除此之外，目前在中药店购买中药饮片时，都不需要医院处方。如果你想购买，可直接告诉药店店员你所需要的品种、剂量。为避免口误和记忆差错，建议抄写在纸上并仔细核对无误后，再请店员抓药。

口腔溃疡验方为啥不管用

口腔溃疡发作时，喷西瓜霜、锡类散、贴维生素C……口耳相传的方法何其多，可为什么溃疡在片刻宁静后又卷土重来？因为它的病因复杂，治疗也就没那么简单。仅靠一张张验方，而不标本同治、改变生活习惯，口腔溃疡只会去了又来。

悬疑故事

我经常发作口腔溃疡。发作时就用西瓜霜喷剂、锡类散等，可是不管用，照样痛，照样复发。有人教我把维生素C片碾碎了敷贴，因为贴上后痛得受不了放弃了；现在我又在用一个验方：口含诃子，也没效果。到底哪个验方管用呢？

（小 刘）

高人解疑

验方只能减轻疼痛，标本同治才收显效

上海中医药大学附属龙华医院口腔科副主任医师 李文博

复发性口腔溃疡是口腔黏膜病中发病率最高、比较顽固的一种疾病。主要表现为口腔黏膜反复出现孤立的、圆形或椭圆形的小溃疡，可以单发或多发在口腔黏膜的任何部位，局部有烧灼样疼痛，一般10天左右可自愈。如今复发性口腔溃疡的患者越来越多，往往反复发作，影响生活，如进食、说话，而且很多患者偏爱用验方进行治疗。

其中，西瓜霜喷剂、锡类散和诃子，局部使用后感觉有效的患者均能用，但溃疡愈合后应停止用药。维生素C片有酸性，对溃疡面会有较大刺激作用，使用时会有疼痛感，故建议改局部使用为口服。不过，维生素 C 片并非人人适合长期服用，应听从医生指导。需要提醒大家的是，无论是西瓜霜喷剂、锡类散还是诃子验方，均在治标，也就是只能在溃疡发生时使用，以减轻疼痛症状而已，并不能治根。如果不改变体质状况，溃疡依然很快会复发。

口腔溃疡一定是以标本同治为根本解决方案的。中医将人体视为一个平衡体，溃疡的发生在于体质失衡。要根治这类病症，应根据患者的具体体质，如阴虚、阳虚进行辨证论治，药方因人而异，使其重新达到一个新的平衡点。通俗地说，就是要按患者的体质，进行望闻问切的个性化治疗。

复发性口腔溃疡的病因非常复杂，与全身脏腑均有密切关系。中医认为，脾开窍于口唇，心开窍于舌，两颊、牙龈属于胃和大肠，所以这些脏腑功能的紊乱，症见消化不良、便秘、发热、睡眠不佳、情绪紧张、疲劳等，都可伴发口腔溃疡。近年来有不少资料表明，机体的免疫状况与口腔溃疡的复发也有密切联系。免疫功能减退或自身免疫功能异常亢进，都可以引起口腔溃疡反复发作，故治疗时不但要治标，更要治本。治标可以局部用药，治本则必须全身用药。患者应请中医师对自己的身体状况进行辨证论治，内服中药 3 ~ 6 个月，如此才能获得显效。

此外，自身的生活调摄配合也非常重要，如不食刺激性食物、放松心情、保证大便通畅、保证睡眠、加强锻炼。只有这样，才有望摆脱口腔溃疡反复发作的困境。

中医治疗复发口腔溃疡，真有显效？来看名中医的治法，有治疗前后清楚对比图展示疗效真相。请扫描左侧二维码，关注“家庭真验方”微信公众平台，发送消息“口腔溃疡”收看。

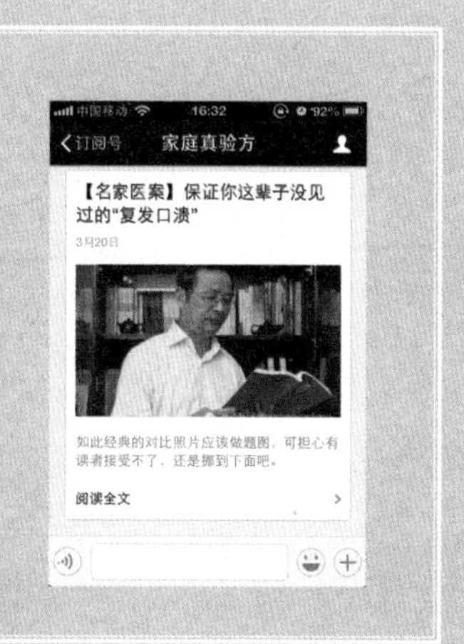

枯痔散，千年秘方还是夺命鬼符

“枯痔散”千年流传、大名鼎鼎，但在现代临床已被禁用。不仅是枯痔散，民间还流传很多其他治痔秘方，多不可信且有潜在风险，甚至夺人性命。请看全国肛肠学会副会长柏连松教授的解读。

悬疑故事

一位朱女士称，其75岁的父亲朱健雄因患痔疮，于2008年1月15日到侨怡苑人民医院就诊，该院中医肛肠科主治医生孙某为他敷用了一种名为“枯痔散”的药物，并称比手术治疗“方便、见效快”。之后的几天，朱健雄感到不适，后来发展到全身疼痛，便回到侨怡苑人民医院就诊，但被告知没有大碍。没想到，朱老伯病情突然恶化，几天没有大小便，出现呼吸困难、休克的症状，1月21日，他被转到武警广东省总队医院抢救，经检查为砷（俗称砒霜）、汞中毒。2月5日，朱老伯终告不治。

据死者家属提供的武警医院2月2日开具的诊断证明显示：患者因“直肠肿物脱出不能回纳伴颜色发黑7天”入院，入院后出现严重休克，多器官功能衰竭，经检查发现急性砷、汞中毒，现病情危重，在我科继续抢救。出院诊断患者为“急性重症砷、汞中毒，混合痔嵌顿并坏死，中毒性休克，多器官功能衰竭，脓毒血症”及冠心病、痛风和肺气肿。

这是一则网上新闻，当事医院院方辩称：“枯痔散”是中医治疗痔疮比较经典的一个方剂，含有砷。目前，含砷的一些中药是有用的。枯痔散是该院自配的方剂，医生根据自己对患者病情的了解，有处方权……

然而，为何朱老伯在使用这家医院的“枯痔散”后会中毒死亡？

“枯痔散”医痔疮老翁中毒死亡

侨怡苑医院此自配中药疑含砒霜过量封存待查

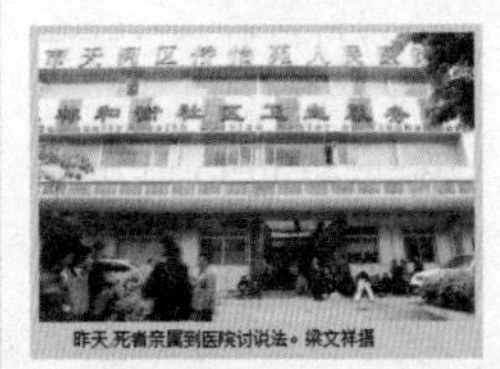

昨天，死者亲属到医院讨说法。梁文祥摄

本报讯（记者/谢庆裕实习生/赵新星）说起死去的舅舅朱健雄，欧阳先生的心情难以平复。昨日上午，数十名死者亲友聚集在广州市天河区侨怡苑人民医院的门前欲讨说法，警察在场维持秩序。

院方表示，被家属怀疑致患者砷汞中毒死亡的药物“枯痔散”，已被卫生局封存调查。至记者发稿时，医患双方仍在协商赔偿问题。

死后吐出舌头呈黑色

死者的女儿朱小姐介绍，其75岁的父亲朱健雄因患痔疮于1月15日到侨怡苑人民医院就诊，该院中医腔肠科主治医生孙某为他敷用了一种名为“枯痔散”的药物，并称比手术治疗“方便、见效快”。之后的几天，朱健雄感到不适，后来发展到全身疼痛，便回到侨怡苑人民医院就诊，但被告知没有大碍。

“后来父亲病情恶化，几天没有大小便，出现呼吸困难、休克的症状，1月21日，他被转到武警广东省总队医院抢救，经检查为砷（俗称砒霜）、汞中毒。2月5日，父亲终告不治。”朱小姐哽咽着说。

（网络截图）

高人解疑

"枯痔散"已被禁用，民间相传验方多不可信

上海中医药大学附属曙光医院肛肠科主任医师、教授　柏连松

验方是临床经验证明确有疗效的现成的药方，其中多有民间的秘方。枯痔散作为家传方，历时一千多年，为百姓的健康做出了很大的贡献。但是随着国家对中医药管理法制法规的不断完善、医药安全要求不断提高，经验方和经验疗法应体现中医的理、法、方、药，强调用药安全，枯痔散由于含有剧毒的砒霜而被禁止使用。

中医治疗痔的验方或秘方包括内服和外用方，而古籍记载的外用成方虽历经千年，大多配方和制作秘不外传，患者很难制作，疗效难料。内服验方药味固定，药味精而少，有些验方疗效确切，切中病机，这类验方多有一定的疗效。但是，民间口口相传的验方多不能相信，如果病机与药方不符合，多会加重或延误病情，有时转为重症。

临床故事

2010 年，有一女患者肛门疼痛（后诊断是肛痈），自行用单味艾叶煎水熏洗，导致肛门深部环状化脓坏死，经我科 2 个月治疗方才痊愈。那是不是艾叶不能用于肛痈呢？否。清代医家邹澍在《本经疏证》记：艾叶有隔阴化阳之效，组成复方用于肛痈熏洗，确有很好的效果。这个患者却因是实热证肛痈，单用性温的艾叶，热上加热，导致病情加重，属于典型的药不对证。

民间用新鲜仙鹤草炖猪大肠治疗痔脱出、出血，有很好的效果，兼有补虚作用。仙鹤草具有收敛止血、补虚的功效，无论虚实寒热皆可应用，目前已成为痔病方尤其是痔疮出血方中的必用药。20 世纪 70 ~ 80 年代，有原上海南汇区的患者来我科就诊，提供民间用青萁（辣椒梗）煎汤服用治痔疮出血的信息。我据此开展相关研究，实验发现对痔疮出血的有效率在 60% 左右，并制成院内制剂"青萁片"应用于临床。可惜后来因青萁原材料来源匮乏，

由此民间验方而来的效药无奈停药。

历代流传下来的验方是古代劳动人民的智慧结晶，但只有经过科学研究的证实，才可用于现代临床，并且必须药证相符，才可能有效。我在临床科教研一线工作五十余年，摸索出一些治痔的经验方，如痔血宁合剂、四味痔血汤、痔熏洗Ⅰ号颗粒剂等，均被证实能显著减轻痔疮的症状，缓解痔的急性发作，其中复方消痔栓（消痔锭）已成为中成药，进入中国药典。患者应去正规医院专科就诊，接受安全、有效的验方治疗，避免因自己误用药，造成不必要的伤害。

有没有古往今来都能用的治痔疮验方？有！详见图书《家庭真验方——小药方大健康》“痔疮”章节

绿豆汤到底怎么煮

众人皆知，绿豆汤是夏季消暑佳品。目前有一种流行说法：绿豆汤只要煮五六分钟，只喝清汤不吃肉，因为“绿豆清热之力在皮，解毒之力在肉”。这种吃绿豆的“讲究”，到底对不对？

悬疑故事

我夏天常煮绿豆汤给家里人喝。一次闺蜜告诉我：喝绿豆汤应该只喝汤不吃肉，而且要烧开就关火，像我家那样把豆子煮烂、连汤带豆当点心吃是不对的。我很吃惊，上网一查，还真有那样的说法。瞧我搜到的答案——

1．喝绿豆汤时不要把豆子一起吃进去，只需喝清汤；

2．喝绿豆汤有讲究：不吃豆子只喝清汤为宜；

3．绿豆汤煮十分钟最解暑。

难道我一直做错了？那岂不是我妈、我奶奶、我奶奶的奶奶都错了？

（咪咪妈）

为什么喝绿豆汤时不要把豆子一起吃进去只需光喝清汤_zhangf77_天涯...

[图文] 为什么喝绿豆汤时不要把豆子一起吃进去只需光喝清汤 方法一 将绿豆洗净并控干水分，倒入锅中，加入开水，开水的用量以没过绿豆2公分为好，煮开后，改用中火，当水分要...

天涯问答 - wenda.tianya.cn - 2008-10-17 - 快照 - 预览

视频:喝绿豆汤有讲究:不吃豆子只喝清汤为宜-搜狐视频

2008-06-28 - 51秒

内容介绍:【黑龙江卫视《共度晨光》】以消暑为目的喝绿豆汤时,不要把豆子一起吃进去,只需光喝清汤.绿豆煮的时间不要太长,生绿豆加凉水煮开,旺火再煮五六分钟即可...

搜狐视频 - tv.sohu.com - 2008-6-28 - 快照 - 预览

绿豆汤煮几分钟最解暑_新浪健康_新浪网

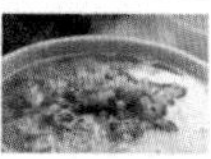

绿豆性寒凉，素体阳虚、脾胃虚寒、泄泻者慎食。绿豆水煮十分钟最解暑 以消暑为目的喝绿豆汤时，不要把豆子一起吃进去，只要光喝清汤（煮的时间不要太长，生绿豆加凉...

新浪 - health.sina.com.cn - 2014-8-4 - 快照 - 预览

（网络截图）

高人解疑

"绿豆皮清热、肉解毒"无有力证据，不必拘泥某种煮食法

上海中医药大学附属岳阳中西医结合医院主任医师　赵章忠

只煮五六分钟的绿豆汤碧绿清透，看着爽心、尝着清口；煮至酥烂的绿豆汤则味浊不可口，自然无此观感。但是，并不能以观感来截然划分清暑力与解毒力，也较难明确绿豆皮与肉之间的不同作用。

绿豆是豆科植物绿豆的种子，遍产于全国各地。绿豆既是食中要物、菜中佳品，以其富含蛋白质、氨基酸、磷脂、碳水化合物、无机盐、维生素为机体提供重要的营养；又是一味能解诸毒而止渴、能去浮风而润肤、能利小便以治胀、能利肠胃可止泻的良药。故李时珍曾赞其为"真济世之良谷也"。

绿豆的服食方法有多种，当与其不同功用有一定关系。用作主食或辅食者，有作豆饭、豆粥，可面食、炒食、作饵、制糕、有制豆酒、发豆芽、作凉粉、磨豆浆等。豆肉营养成分更多，故食用自以取其肉为主，然亦多连肉带皮而食，因为"今人食绿豆皆挞去皮，即有少壅气"（唐·孟诜语）。

若供药用，亦多皮肉同用。绿豆可解诸热，可消暑，可解酒食毒，解诸药毒，解菰菌砒毒，解五金、八石、草木之毒，解丹毒，解痈疽疮肿毒，唐宋以来有大量文献记载。后世似有更重视绿豆皮的作用（即绿豆衣）的说法，有用以解热毒、退目翳，也有用以清暑利小便等，如《直指方》就用绿豆皮、白菊花、谷精草等以治癍痘、目生翳。后人认为绿豆肉性平而皮性寒，绿豆衣当更具清热之力，以致丁甘仁（19世纪60年代至20世纪20年代间的沪上名医）也说"功在绿皮"。

然而实际上，近代报道用绿豆清热解毒的，具体方法多种多样。如用绿豆治农药中毒、铅中毒、烧伤创毒、腮腺肿毒等，均效果优良，有生捣末调服的、有生研绞汁服的、有煎汤服的、有煮烂食服的、有用豆浆调服的、有用蛋清调服的，也有与赤小豆同煮服、与甘草同煎服等。可以说，近现代人服食绿豆是就地取材、灵活应用。临床上，至今也并没有有力证据证明绿豆皮与肉之间有清暑力与解毒力的不同。所以大家也不必拘泥于古人的说法和民间的传言，不必一定遵守某种绿豆煮食法。

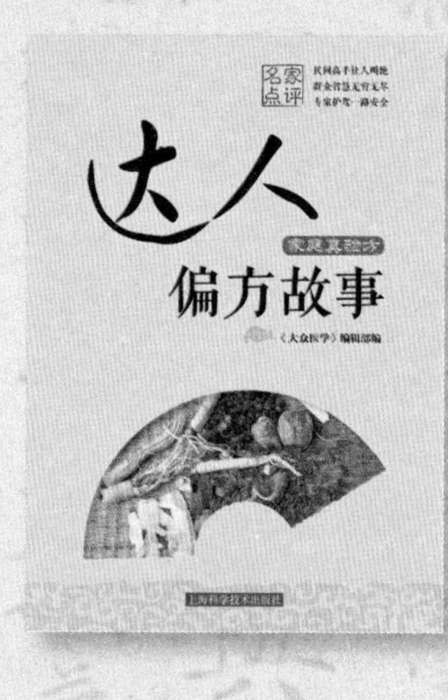

- **防尘防盗陈皮季：**不就晒晒橘子皮吗？呵呵，你错了
- **泥鳅治丹毒：**泥鳅现在名声不好，可真是好东西
- **热水瓶惊魂夜：**90 岁老专家发明了防烫伤绝招
- **韭菜止顽固鼻出血：**微信粉丝献方，名老中医评方
- **我的豆渣缘：**防便秘、治痔疮，一生结缘
- **神奇的车前草“拔脓贴”：**专家说消肿敛疮不拔脓
- **野菜打造“真汉子”：**韭菜治阳痿，还配蒲公英

◎ 民间高手　　◎ 群众智慧　　◎ 拍案叫绝

【达人故事】

以前我住在上海浦东，当时浦东属乡下，胡蜂较多。有一次被胡蜂螫后，伤处肿得像乒乓球那样大，很痛。医生用醋酸液洗后冷敷后好一些，但还很痛，彻夜难眠。结果是我用厂里的炼泥机拔毒治好的，后来我还对各种拔毒法进行了总结……

（宋吉成）

我七十八岁，经常眼角糜烂渗水、眼屎成堆，两眼红肿、火辣疼痛。这病严重影响了生活，我十分苦恼，用过抗生素眼药水、眼膏，效果都不好。我喜欢喝茶，有一次喝着喝着突发奇想：听说绿茶漱口可以杀灭口腔里的病菌，那么用来擦眼睛是不是也会有清热消炎作用……

（胡熙绩）

我 9 岁那年玩手榴弹，把炸药拆出来，用纸捻成纸捻儿，用锅灶里的余火点燃沾炸药。呼的一声火全烧在脸上，疼痛难当，一张脸皮全部脱落，就像剥了皮的兔子一样。那时候在偏僻贫穷的乡村，无医无药，有街坊传了个土方：用老黄瓜绞汁洗，用煮熟的鸡蛋黄炒油后搽，每天几次，大约十几天就脱痂了，既未感染化脓，也未留下瘢痕……

（张星初）

特别提醒：一定要仔细阅读书中操作要点、注意事项和专家点评后再试用！

补身鸡蛋，可以一天吃 6 个吗

鸡蛋含丰富蛋白质，易被人体吸收利用，所以它不仅是日常饮食中不可缺少的食物之一，在婴幼儿的辅食添加中是主力军，而且也是产妇坐月子的常规补品。这样“全能”的鸡蛋，每天多多摄入，多达5个、6个，可以吗？再好的食物，也并非多多益善。

悬疑故事

我刚生完孩子，在坐月子，妈妈每天为我准备四五顿“营养月子餐”，其中鸡蛋成主力军，顿顿不离。一周下来，我对鸡蛋已无食欲，再说每天吃这么多鸡蛋，胆固醇不偏高？我向妈妈提出抗议：“一天最多一个鸡蛋，多了吃不下，胆固醇也偏高。”妈妈不听劝：“我以前坐月子，一天吃四五个鸡蛋，甚至六个鸡蛋补身体，还不是健健康康？多吃鸡蛋不会升高胆固醇，放心，放心。”

劝不住也拦不下，我该怎么和妈妈解释，一天吃那么多鸡蛋真的没问题吗？

（陈　琳）

高人解疑

长期过量吃鸡蛋可使血脂增加、血管硬化

复旦大学附属华东医院营养科主任医师、教授　孙建琴

在温饱问题没有解决以前，我国有些地方的女人产后坐月子，一天（甚至一碗）吃 5 ~ 6 个鸡蛋“补身体”。作为产褥期不合理营养的典型例子，这种习惯现在已经被摒弃。

如果每天吃 4 ~ 5 个鸡蛋，胆固醇摄入量在 1 000 ~ 1 500 毫克，大大超过了膳食指南的推荐量标准。此外，过多吃鸡蛋，摄入的蛋白质高，加重肝肾负担。由此可见，每天吃 4 ~ 5 个鸡蛋不是“没有问题”，而是会有大问题，是以健康为代价。国外多年以前就有报道：一个年轻人每日吃 10 个鸡蛋，9 个月后出现高血脂和冠心病，这是典型的“吃出来的病”。

我国已经全面实现小康膳食富营养化，高血脂、心脑血管疾病已经是健康的主要杀手。有研究表明，膳食胆固醇升高血清胆固醇的作用与饱和脂肪酸摄入量有密切关系。鸡蛋中含脂肪 8.8%，主要集中在蛋黄，且以不饱和脂肪酸为多。长期过量吃鸡蛋可使血脂增加、血管硬化。

为了防止膳食胆固醇过多引起的不良影响，许多国家建议摄入量不超过 300 毫克 / 天，少吃肥肉、动物内脏和油脂。鸡蛋是膳食胆固醇的主要来源，因此控制鸡蛋的摄入量是限制膳食胆固醇最简单有效的方法之一。

延伸阅读

不必刻意避开胆固醇

孙建琴

健康人可以每天吃一只全蛋（蛋白 + 蛋黄）；血脂高和心血管疾病患者，一周可吃 3 ~ 5 只蛋。在推荐的范围内吃鸡蛋，胆固醇不会过量，也没有必要抛弃营养价值很高的蛋黄。胆固醇对人体有很多重要的作用，是构成细胞膜的重要组分，又是类固醇激素、维生素 D 及胆汁酸的前体，不可偏废。

“不喝水才能锁水”是歪理

每天喝水8杯已深入人心。这种已被公认的健康理念却被“伪大师”的“不喝水才能锁水”的歪理轻易推翻。究竟是“伪大师”的言辞太有说服力，还是大家太缺乏正确的科学知识？

悬疑故事

伪营养大师林海峰曾在某知名电视台发表惊人观点：“喝水是不能补水的，而且会带走维生素、矿物质。水喝得越多，人变得越衰弱。我不喝水，口渴就吃一个苹果，这样才能锁住水。人体装水的容器是脂肪。”

喝水不等于补水《百科全说》20100512-搜狐娱乐播报

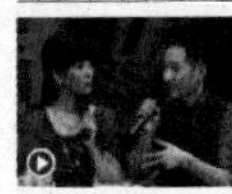

时长：36分钟

营养大师林海峰继续带来健康饮食和健康误区喝水并不能最有效补充水分怎样补水既健康又美容?颈椎、腰椎等脊椎问题如何从饮食上调养?熬夜伤身怎么补回来?不能有效控制情绪会给身体...

v.sohu.com/20100512/n272... 2015-2-21 - 百度快照

（网络截图）

如今看来不可靠的言论，当时却有不少人效法：忍住不喝水，口渴只吃苹果。这样做的后果，你想过吗？

高人解疑

人类每天须靠饮水补充身体所需，苹果远远不够

军事医学科学院卫生学环境医学研究所营养研究室主任　郭长江

一切生命活动都起源于水，也离不开水。人体内的水分占体重的

60% ~ 70%，不同组织含水量差别很大，如血液中水分占 90%左右，肌肉则为 70%左右，脂肪中含水较少，为 20%左右。因此，脂肪不可能是体内装水的“容器”。

人体一旦缺水，后果很严重。缺水 2%，感到口渴；缺水 10%，出现烦躁，全身无力，体温升高，血压下降，皮肤失去弹性；缺水超过 20% 时，会引起死亡。

人体内的水主要通过肾脏以尿液形式排出，以排泄体内新陈代谢的产物。在肾功能正常的情况下，不必对排尿多少产生担忧，应按需要喝水，避免体内缺水。

各种食物含有一定的水分，如苹果含有约 85%的水分，吃一个 200 克的苹果只能给人体提供水约 170 毫升，远远不能满足人体的需要。“锁住水”的说法更缺乏科学依据。通过每天摄入各种食物，可提供人体约 1 000 毫升的水，也不能完全满足人体对水的需求。因此，每天必须通过喝水来补充人体所需的水分。

人体对水的需要取决于年龄、环境温度、体力活动等因素的影响。一般情况下，人体每天需要水 2 500 毫升，如在温和气候条件下从事轻体力劳动，成年人每天饮水不应少于 1 200 毫升。

"国老"甘草竟有中毒危险

中药甘草能解药石之毒，能"调和百药"，故有"国老"之称。但这并不意味着可以随意使用甘草。再"温和"的药物，仍不可多用；再能"和事"的甘草，长期使用依然可以引起不良反应。

悬疑故事

自从前阵子服用中药调理身体有所成效后，我开始对中药产生兴趣。在我调理身体的药方里，都有甘草的身影，我上网查资料又得知甘草有"国老"之称，能"解百药毒""调和百药"。翻查药方，甘草剂量均不足5克，我心生一计：这么好的药，为何不多多服用？既然它能解百毒，那一定也能解人体内长期囤积的药毒吧。那就每天吃两次，煮开当茶喝，一天20克应该不算多吧？

（李佩佩）

高人解疑

甘草不能解百毒，而且长期过量食用有中毒危险

上海中医药大学教授、中药学院方剂教研室主任　陈德兴

甘草在中医治病方中用途极为广泛，生品甘草性微凉，治咽喉肿痛，痈疽疮疡，能解药石之毒。这里的"药石之毒"，指草木、乳石等中药诸品之毒。

甘草"解百药毒"，除了解除药物对机体的毒性之外，还有一层意思，即有"缓和药性、调和百药"的功效。现在有人将甘草效用误读为只"解百药

毒”，或者把“解百药毒”中的草木金石类中药扩大为现代的各种化学药，都是不对的。

虽然现代研究已证实甘草可消除和降低氯化铵、组胺、水合氯醛、可卡因、苯、砷、氯化汞（升汞），等的毒性，对河豚毒、蛇毒、白喉毒素、破伤风毒素也有一定的解毒作用，但甘草解毒效用并非万能。

早在金元时期，古人就指出甘草与海藻、大戟、甘遂、芫花等药合用，不但不解毒，甚至可能产生毒副反应。现代也有研究发现，甘草对某些有毒化学成分无解毒作用。如有报道：甘草对吗啡无解毒作用；对小白鼠乌头碱中毒无明显缓解作用；对小白鼠及蟾蜍心脏的乌头碱中毒无解毒作用。

还有研究发现，甘草不但不解药毒，对某些药物的毒性反而可能有协同作用。如将甘草与关木通配伍应用，结果甘草不能制约关木通的肾毒性，并且对关木通的肾毒性可能有协同作用。

虽然动物实验研究与临床用药不能画等号，但古今医家的研究结果至少提醒我们：甘草并非万能的解毒药，不能随便推广“甘草能解中、西药百药之毒”的观点。尤其没有必要在无任何科学依据的前提下喝生甘草汤，去解不明不白的所谓“药毒”。

生活中有不少人用生甘草泡茶来清火解毒。甘草虽能解毒，但毕竟也是一种药；尽管药性甘缓，但长期或过量食用仍然有中毒的危险。《中华人民共和国药典》规定甘草的用量为 1.5 ~ 9 克，如果“每天 20 克生甘草，水煮代茶服用”以养生，长时间服用如此大剂量的甘草，容易引起浮肿、高血压等不良反应。

食甘草时的注意事项包括：

1. 中老年人和高血压患者慎用甘草。

2. 湿盛胀满、浮肿者慎用甘草。

3. 甘草连续使用不宜超过 3 个月。

醋泡黑豆乌发明目又美白吗

白发显老，令人忧愁。无论是老年性白发还是少白头者，从最直接的染发，到内服食疗方，无不想尽办法重回乌黑发色。其貌不扬的黑豆近年来被人注目，用作乌发之用，更有人认为其有美白、明目等功效，很适合女性食用。一介补肾黑豆，能否就此翻身？

悬疑故事

我初中时头发就白了一半，妈妈为此没少花心思为我乌发，吃黑芝麻、黑米、制首乌，凡是黑的食物、药物，妈妈就没少往家里买，连吃汤圆也一定让我吃芝麻馅的。可是，努力了快十年，仍不见效。我半白头发上高中、入大学、找工作。最近，我妈妈又听来一则黑发食疗秘方，就是醋泡黑豆。她听人说，黑豆属于黑色食物，入肾经，不仅补肾、乌发，还能明目、美白，用醋泡制，有减肥降脂功效。我妈妈如获至宝，大量采购。

我已在黑发路上身经百战了，不免起疑：黑豆真有这功效，世上还有白发人？

（刘思佳）

高人解疑

黑豆确能补肾，但无减肥、明目、乌发、美白等功效

上海市中医医院主任医师、教授　沈丕安

大豆中，只有黑大豆是中医用来入药的。《本草纲目》记载“大豆黑者名乌豆，可入药及充饥，作豉”，又载“服食大豆令人长肌肤，填骨髓，加力气，

补虚能食”“其形类肾，而又黑色通肾”“常时食之，云能补肾”“到老不衰”。

有人却称黑豆有“补肾、减肥、明目、乌发、美白”等功效。“补肾”是对的，但“减肥、明目、乌发、美白”，其依据是什么？有文献依据吗？有临床依据吗？有实验依据吗？这三方面都没有，说明也是想当然编造出来的。有的中药在加工时会使用醋，这是作为引经药将药物引入肝经，如醋炒柴胡等，这是中医理论“酸入肝”的具体应用。醋泡黑豆是“为了加强减肥功效”，实在是无稽之谈。

中医临床上，黑豆用于治疗各种疾病引起的水肿和治疗药物中毒。其补肾的功效，是古人从临床实践中观察到的。至于补肾机制，古代的解释为黑豆形类肾，其色黑。这是表象的联系，有些玄，是形而上学，这是时代的局限性。现代研究揭示了黑豆补肾的科学内涵。

黑大豆所含的大豆黄酮和染料木素具有雌激素样作用，其含量虽小，但能溶于水，被充分吸收。长期食用黑豆，不但补充丰富营养，且能改善体质，促进健康长寿。中医认为，水肿疾病是由于肺虚脾虚或肾虚引起的。黑大豆、绿豆、赤豆，三豆单用或同用，对于消退水肿有帮助。这是黑大豆补肾利水应用的另一方面。

至于黑豆的解毒作用，在缺医少药的古代确实被广泛应用。不过李时珍在《本草纲目》也提出黑豆解毒“每试之则大不然，又加甘草，其验乃奇”，说明单用黑豆解毒的效果并不是很好。现代中医，黑大豆更多作为补肾药物应用。

和绿豆一样，黑豆是可以用来养生的，但养生有一定范围。不能因为它有“补肾”功能，就随意延伸编造出“减肥、明目、乌发、美白”等系列功效。

黑豆的真实功效

黑豆有益肾利水、活血解毒功效，传统主治水肿胀满、风痹筋挛、痈肿疮毒、中药中毒等病症。常用剂量为 9 ~ 30 克，水煎服，喝汤。也有将炒黑大豆、天花粉各等分，研为末，糊丸，黑豆汤下，治疗肾虚消渴。

黑豆“补肾”之功，在名方“黑料豆丸”里得到充分诠释，详见图书《家庭真验方——小药方大健康》“肾病”章节

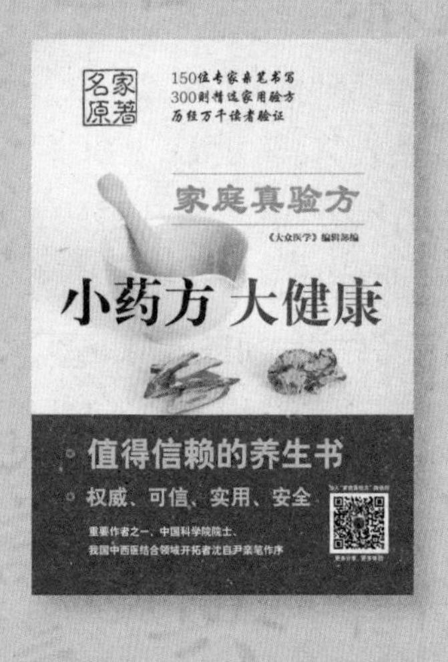

- **川贝母炖梨：**最流行的止咳方，其实大部分人都用错了
- **黄芪消早茶：**各类轻症早搏者的保健饮料
- **科研成果：**苦瓜保健品能不能降糖
- **枯痔散：**传奇疗法今天怎么样了
- **清咽饮：**颈椎病患者为什么要保护咽喉
- **酒精药棉塞耳：**立止痛经
- **黄豆花生红枣羹：**坐堂医传方，专治月经不调

◎ 经典原创　　◎ 真实体验　　◎ 方便实用

【验方故事】

我剖宫产后大便秘结，排解时痛苦不堪。好友送来一例验方：将三个带须的鲜葱头与少许食盐、15 粒豆豉做成药饼敷脐。我只用了三次就解决了痛苦。

（刘晓燕）

我 1943 年就在中药店当学徒，经常有机会遇到一些单方、验方，我对此也颇有兴趣。我向大家推荐过不少验方，大多数都没啥特效，只有艾叶薰脚治咳嗽这个方子令我印象深刻。我用这方子治好了邻居半年不愈的咳嗽。

（唐耀庭）

笔者在行医数十年中非常重视中药中的黑料豆（黑大豆），常于中药方中加入黑大豆治疗肾病水肿，还以黑大豆为主药制成黑料豆丸治疗低蛋白水肿，疗效确切。病人可自制黑豆豆浆辅助治疗。

（陈以平）

特别提醒：一定要仔细阅读书中配方、用法和专家点评后再试用！

做面包的酵母岂能排毒

很多人将脸上长痘、身体发胖、大便不畅都归因于身体内的“毒”。在“排毒”方式中，有洗肠、吃保健品，甚至服用泻药。每一种方法都曾流行又被取代。酵母，就是其中一种。你没听错，是做面包用的酵母。它的“排毒”功效，至今仍被拿来炒作。可是，事实的真相，几人得知？

悬疑故事

我近来经常便秘、皮肤黯淡。同事说：我们平时吃的食物中有很多成分不能被人体吸收利用，囤积在体内变成了“毒”，导致大便不通、皮肤不亮。若想排毒，还得靠“神奇”酵母。

我知道做面包时需要放酵母，但没听说它能排毒，我立刻上网搜索相关信息：“活酵母排毒、修复肌肤，绿豆酵母排毒活肤，酵母素美白、补水、祛斑、排毒、抗衰老……”

运动排毒活酵母修复肌肤 跟大S学30+女星的护肤心机_广州频道_凤凰网
2015年2月3日 - 护肤秘籍:运动排毒+活酵母 赵薇虽然忽胖忽瘦,但是皮肤状况一直都相当不错。不知道是不是因为发福的照片在网络上流传的太多,赵薇也意识到体型的严重性...
gz.ifeng.com/jiadiansh... - V3 - 百度快照 - 评价

nok-绿豆酵母排毒男仕活肤套装

Colourmix 卡莱美: Colourmix 卡莱美 / 男士系列 / 禮盒套裝 / NOK-綠豆酵母排毒男仕活膚套裝 NOKDU-BALHYO NOKDU HOMME SET 放大產品 *圖像只供參考。顯示...
www.colourmix-cosmetic... - 百度快照 - 评价

100%酵母素 原液 化妆品厂家批发 美白补水,祛斑,收敛,排毒, 抗衰
[图文] 酵母素原液 ——又称黑人专用美白原液。活化肌肤细胞,排黑化斑,美白补水,排毒解毒,排汞排铅,除皱抗皱,细致毛孔,重整问题皮肤。 酵母素采用植物特殊提取工艺,经大量...
detail.1688.com/offer/... - 百度快照 - 84%好评

（网络截图）

不看不知道，酵素原来有这么多美容功效，连女明星都用酵母排毒护肤……为啥酵母有这些作用？我再查：“酵母富含B族维生素、促进排毒。日本还强制性要求中学生吃酵母来排毒。”原来酵母这么好，是我孤陋寡闻，还是网传夸大其词？

（张　雯）

高人解疑

"不被机体利用"不等于"毒"，可食用酵母也无排毒作用

复旦大学附属中山医院营养科主任　高　键

作为人类食物的动物和植物，并不是天生就准备等人去吃。它们所含有的成分，更重要的是为了维持其本身的生存和种族繁衍，所以有些成分不能被人类利用，这很正常。不能被吸收利用，排出去就是，人类每天通过尿液和粪便就在排出废物。不能以"不被机体利用"就认定这些成分"等于毒"。比如膳食纤维，其定义就是植物性食物中存在的无法被小肠消化吸收的一大类成分。虽然不能被人体直接利用，但它对人体健康至关重要。《中国居民膳食指南》明确指出"膳食纤维具有预防便秘、血脂异常、糖尿病的作用，是人体必需的膳食成分"，而且建议成年人每天摄入 25 ～ 30 克膳食纤维。

无法被人体利用的可能是保健物质

一些以前认为不能被人体利用，甚至是有害的食物中的天然物质，现在的研究则发现有其特殊的健康作用。比如，大豆中所含的蛋白酶抑制剂和皂苷，一些杂粮、水果和蔬菜中所含的鞣酸和单宁，虽然可能对蛋白质和碳水化合物的吸收不利，但确具有良好的抗癌作用。在食物营养过剩而且癌症高发的今天，这些不能被人体利用的物质不但不是"毒"，还有可能成为保健物质。

至于日本强制性要求中学生吃酵母来排毒更是无稽之谈。酵母是一种使馒头和面包具有蓬松感的生物膨松剂。鲜酵母并不能生食。可以直接吃的主要有两种：啤酒酵母粉和酵母片，都含有维生素 B_1、维生素 B_2、烟酸以及一些氨基酸，其作用基本上与复合维生素 B 片相似，主要用于补充 B 族维生素缺乏症。而 B 族维生素主要是以辅酶或辅基的形式参与体内的能量代谢和生物氧化过程，并没有排毒作用。

排毒养生靠自己

高 键

环境的污染、不安全的食品、不健康的生活方式，确实让我们的身体摄入和产生了很多毒素。这也让现在的人们更加重视排毒养生。重视是好事，更重要的是付诸行动，从日常生活中入手，减少毒素的摄入，加快毒素的排出，才更有利于健康和疾病预防。

水可以稀释毒素的浓度，多喝水其实就是最方便而实用的排毒法。主动喝足 8 杯水（约 2 000 毫升），这是一种每天都可以轻松完成的排毒方式。尤其建议大家养成每天清晨喝一杯水的习惯。每天早起喝一大杯水，不但可以立即使你神清气爽，还有润肠通便的功效，对降低血黏度，预防心脑血管疾病也有好处。饮水还有改善皮肤、养颜美容的功效，一点不逊色于化妆品。很多人没有经常喝水的习惯，总是在口渴时才想起喝水，这实在要不得。因为口渴时人体细胞已经处于脱水状态，毒素在体内的蓄积达到最高，对身体的危害最大。判断喝水是不是足够，最简单的办法是看尿的颜色。尿液越透明，说明体内水越多；尿色越深，则表示体内水越少。

玉米、糙米、红薯等粗粮和韭菜、芹菜、菠菜、竹笋等蔬菜中都含有“不溶性膳食纤维”。它的作用像一把刷子，可扫掉粘藏在肠壁上的毒素和有害菌，使大肠内壁形成光滑的薄膜，有利于食物残渣快速通畅地排出体外。其实，蔬菜中膳食纤维含量最高的是嫩豆类和嫩豆荚类食物，如毛豆，膳食纤维含量高达 4.0%，可以说是蔬菜中膳食纤维含量最高的食物了。其他的如嫩蚕豆（3.1%）、嫩豌豆（3.0%）的膳食纤维含量也高于通常认为的高膳食纤维食物，如芹菜茎（1.2%）和韭菜（1.4%）。

燕麦、大麦、豆类和果胶含量高的水果，如山楂、苹果、香蕉、葡萄、杏等都含有“可溶性膳食纤维”。它的作用像一团海绵，可以吸附肠道内的代谢废物以及随食物进入体内的有毒物质，并及时排出体外，缩短有毒物质在肠道内的滞留时间，减少肠道对毒素的吸收。特别是果胶之王——山楂，其可溶性膳食纤维含量为2%，远高于苹果、香蕉等水果。山楂切碎熬煮，冷却后就可以自动凝胶而成山楂冻，这就是山楂果胶含量高的最好说明。

“不溶性膳食纤维”和“可溶性膳食纤维”合称膳食纤维，是一种不能被人体消化吸收，但具有重要生理作用的植物性成分，是非常好的排毒帮手，被称为“肠道清道夫”。中国营养学会（2007年）建议，成年人适宜的膳食纤维摄入量为每日25 ~ 30克。而如今绝大部分中国人每日仅摄入10 ~ 15克。没有足够的膳食纤维，毒素当然排不出去。从这一点上说，我们的食物中应该尽量控制动物性食物的摄入量（不超过食物总量的1/10），生猛海鲜更是要适可而止。植物性食物，特别是富含膳食纤维的蔬菜水果摄入量则要增加，分别达到每日500克和300克，这是最容易做到也是最自然的“排毒养生”了。

市面上，令人眼花缭乱的各类排毒方式，并非像广告宣传的那样有百利而无一害。那些新奇的排毒概念，更多是吸引眼球的手段，是商家为了经济利益炮制出来的一个个美丽的谎言。不考虑自己的实际情况而盲目跟风排毒，不但排不出毒素，还可能给自己“排”出病来。其实，人体本身就有很好的排毒能力，我们应该充分利用自身的排毒功能，利用天然和健康的排毒方式，这才是安全、持久的。

更多祛斑、美白、除皱妙方，详见图书《家庭真验方——小药方大功效》相关章节

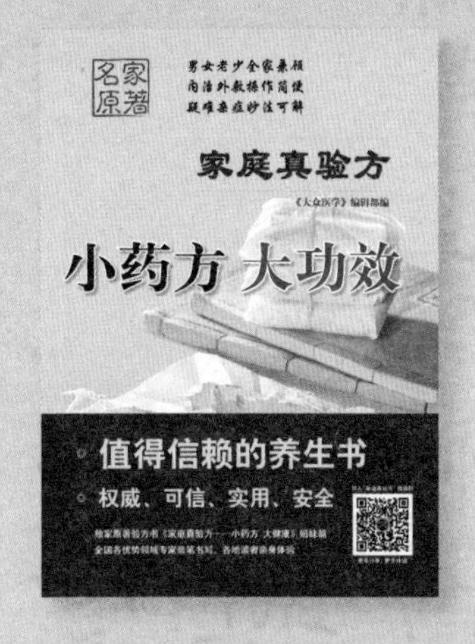

- **花生叶汤：**老中医名方治失眠
- **五行蔬菜汤：**“日本抗癌名方”真相
- **细辛茶：**单方一味治阳痿
- **核桃药豆：**两代中医人心系的少白头方
- **扁鹊三豆饮：**名中医实用清暑去斑方
- **扑汗方：**自制“绿色爽身粉”
- **玉屏风加味香袋：**阻断小儿反复感冒

◎ 老少兼顾　◎ 内治外敷　◎ 家庭必备

【验方故事】

我今年85岁，患有多年失眠。有一次出于好奇，也为了睡觉时气味芳香、心情愉快些，我把晒干后的橘子皮切成丝条，装到一个小枕头里。睡觉时，我把这个小枕头放在平时用的大枕头上，枕在后脑部。一个多月后，我发现自己的睡眠质量有些好转，夜里起来小便后再入睡也快了很多。

（孙玉兰）

我以前每年到了冬天，皮肤干燥，没有油质，全身发痒，痒到哪里抓到哪里，非要抓出血，痛极难忍才罢休。有一次，我突然想起在哪里看到过中药“荆芥”有止痒的药用价值，对不论何种类型荨麻疹及瘙痒症均可起到止痒疗效。

（陈馥芬）

一位女孩来到编辑部，要求帮助查找一则20 世纪80 年代刊登的治疗青少年白发的验方。原来她是上海中医药大学的在读研究生，找验方是导师给她的任务，因为这则验方导师当年用了效果很好，如今做课题时还想参考。这则让两代中医人青睐的验方，就是核桃药豆。

（本刊编辑部）

特别提醒：一定要仔细阅读书中配方、用法和专家点评后再试用！

多吃主食会打破膳食平衡吗

主食常被减肥人士视为“大敌”，敬而远之；一些糖尿病患者常谈“主食”色变，认为其是升高血糖的罪魁祸首。其实，长期限制主食的摄入对身体有百害而无一利。我国膳食的良好传统“谷类为主”至今仍应提倡保持。

悬疑故事

不久前，我和爸妈、男友约在一家饭馆见面。服务员递上菜单，爸妈示意让男友做主点餐。他略翻几页，拿定主意：口水鸡、醉虾、切片羊肉、色拉等六个冷盘，清蒸鳜鱼、东坡肉、糖醋小排、黑椒牛柳等热菜五盘。合上菜单，点餐完毕。妈妈忙说：“不吃饭或面吗？”男友摆摆手：“点了不少菜，不吃主食也能饱。”爸爸急道：“不吃主食可不行，我们不习惯。”男友坚持己见：“每天都吃很多主食，饮食又怎会平衡？以前日子艰苦才提倡多吃主食，现在多吃反而容易胖，爸妈，你们多吃些菜吧。”爸妈沉默不语，气氛有些尴尬。

我也左右为难，不知如何化解：这主食到底是多吃好，还是不吃好？

（林　莉）

高人解疑

不吃主食影响少年儿童生长发育，对成人健康也不利

军事医学科学院卫生学环境医学研究所研究员、教授　程义勇

近年来，很多人认为富含碳水化合物的食物，如米饭、面制品、马铃薯等会使人发胖，这是不正确的。造成肥胖的真正原因是能量过剩。在碳水化

合物、蛋白质和脂肪这三类产能营养素中，脂肪比碳水化合物更容易造成能量过剩。

我们要搞清楚“平衡膳食”的概念。“平衡膳食”不是“平均膳食”。所谓“平衡膳食”就是根据人体每日所需来摄入营养，以达到身体消耗和摄入的一致；营养物质必须由多种食物组成。因此，平衡膳食不是说营养的摄入是等量的。如果没有主食，各种食物都均等摄入，或是以其他食物代替主食，势必会引发很多健康问题。

不吃主食会影响少年儿童的生长发育，对成人的健康也很不利。最明显的例子就是，我国的 3 年自然灾害时期，因为缺乏食物，主要是没有谷类等主食，不少人因营养不良而导致水肿、免疫力低下等疾病的发生。

谷类为主是我国膳食的良好传统。以谷类为主（为提供能量的主要来源的一半以上）的膳食模式既可提供充足的能量，又可避免摄入过多的脂肪及含脂肪较高的动物性食物，有利于预防相关慢性病的发生。

近年来中国饮食结构的快速西化，引起很多健康问题，如心脑血管疾病、糖尿病、癌症等疾病的发病率不断攀升。今天，更要提倡“以谷类为主”，提醒人们保持我国膳食的良好传统，避免高能量、高脂肪和低碳水化合物膳食的弊端。相对于碳水化合物和蛋白质，富含脂肪的菜肴口感好，刺激人的食欲，使人容易摄入更多的能量。在烹饪菜肴过程中加入油、盐等调料，如果大量摄入，也会引发高血压、高血脂、脂肪肝等问题。

《中国居民膳食指南》指出，中国成人每人每天的谷类摄入量是 300 ~ 500 克，动物性食物是 125 ~ 200 克，奶和奶制品是 100 克。

生食，返璞归真还是得不偿失

近年来流行一股“极简主义”饮食养生新风潮，主张减少烹饪步骤、调味料，最好直接生吃蔬菜等绿色植物。看似“返璞归真”的饮食模式却不适合现代人，不仅达不到所谓“吸收更多营养”的目的，而且容易遭到肠胃的“反对”。

悬疑故事

我毕业工作已有10年，渐渐觉得自己快被日常琐事、工作烦事压垮。最近我在同事的介绍下，开始过上“极简主义生活”，事事追求简单，以摆脱世俗牵绊：精简衣服、书籍、家中摆设，连一日三餐也尽量吃素、少吃调味料，使食物保持最本味。两个月试验下来，我感到生活得到不少改善，渐渐沉迷，越来越简。以前稍加烹煮的食物，如今完全生吃，可以带皮吃的蔬菜绝不去皮。可是，又一种困扰闯入我的生活，我常胀气或腹泻，精神也越来越差。难道是“极简主义饮食”出了问题？

（贝小彤）

高人解疑

生冷食物易伤脾胃，不宜多食久食

上海中医药大学教授 潘朝曦

中医认为，生冷食物易伤脾胃，只适宜少食、间食，不宜多食、久食。多食易耗伤脾胃之阳，易致“脏寒生满病”，引起腹胀。生冷又易“助湿生痰”、壅遏脾胃运化升降之机，从而引起一系列消化功能失调的病变。西医营养学家则认为，人体不具备消化植物纤维和胶质的酶，如果不破坏细胞壁，则植物的营养成分就不能被吸收。即使将蔬菜打成汁，也不能完全打破细胞壁；但如果放入沸水煮几分钟，细胞壁就自动破裂了，细胞中的营养物质就流入到汤中了。

人类用火的历史可上推到上万年前，人类的进化、繁衍都与用火的文明密不可分。如果强行让现代人回到远古衣叶食果的蛮荒时代，那只能是肠胃不予配合，又胀又泻的结果。

延伸阅读

熟吃蔬菜的四大理由

军事医学科学院卫生学环境医学研究所营养研究室主任　郭长江

尽管熟吃蔬菜可造成维生素的损失，但蔬菜熟食也有其存在的理由。

理由一：从“民以食为天、食以安为先”的角度考虑，蔬菜还是应该熟吃为好，尤其是炎热的夏季，蔬菜中的致病微生物较多，生吃易导致食物中毒。熟吃蔬菜，可以防止“病从口入”。

理由二：除了致病微生物外，一些蔬菜如扁豆、四季豆含有大量皂素和血凝素，鲜黄花菜含有类秋水仙碱，若不煮熟，大量食用后会发生中毒。

理由三：部分蔬菜熟吃可促进一些维生素的吸收，如胡萝卜中含有一种被称为 β 胡萝卜素的维生素 A 前体物质，加热烹调后可以提高其消化吸收率。深绿或橙黄颜色的蔬菜都含有丰富的胡萝卜素，最好能够熟吃。

理由四：蔬菜经过烹调加工，可除去大部分植酸和草酸，提高蔬菜中矿物元素的吸收率。此外，通过烹调还可去除蔬菜中的一些抗营养因子，如豆类食物中的蛋白酶抑制剂、脂肪氧化酶等。

采用科学的烹饪方法，可以减少维生素的损失。如先洗后切、急火快炒、开汤下锅、炒好即食等。对于容易炒熟的绿叶蔬菜或切丝的蔬菜而言，煸炒 3 ~ 4 分钟足够了；土豆、胡萝卜、萝卜、茄子、豆角与肉类一起炖时，应在肉煮熟之后加入，稍炖一会儿就软烂可食了；煮食蔬菜时，汤中最好加少量油，可增强保温作用，迅速把蔬菜烫熟，也有助于胡萝卜素被吸收。

狂吃水果就能补足维生素 C 吗

维生素 C 是人体必需的重要营养素。近年来，某些网络报道建议将维生素 C 摄入量推高，鼓励大众尽可能多地摄取。多数人选择吃水果来补充维生素 C，吃不下就榨汁喝。然而，凡事有度，饮食养生也应适度。那么，每日摄入多少水果才适度，才可促进健康？

悬疑故事

我今年六十岁整，与陈伯是多年好友。一日，我请陈伯至家中欲喝茶聊天，他摇手拒绝："我带了自榨果汁，茶喝不了。"我独自饮茶，对好友突然改变多年喝茶习惯很是诧异，问起才知他每日饮果汁数杯，为的是补充维生素 C。我更不解，补充维生素 C，多吃水果便是，为什么要特意榨汁来喝？陈伯取笑我："你不懂，按居民膳食指南的标准'每天需补充 60 毫克维生素 C'，太少了。我认为每天吃 10 个橙子、10 个苹果、10 个梨才刚好，吃不下的水果就像这样榨汁来喝。"我啜茶一口，心中疑惑万千：每日吃这么多水果，还吃得下饭、饮得进这好茶吗？

（张　峰）

高人解疑

大量吃水果，势必减少其他食物摄取量，致营养不全面、不均衡

中国营养学会荣誉理事　柳启沛

"居民膳食指南的标准，每天需补充 60 毫克维生素 C，太少了"，作如此说辞是对营养知识的不熟悉。每天"60 毫克"，这是 20 世纪 80 ~ 90 年代推

荐的维生素 C 摄入量。每天摄入 10 毫克，已经可以预防由于过度缺乏而引起的维生素 C 缺乏病；平均每日摄入 60 毫克维生素 C，可以预防至少 4 周内摄入缺乏维生素 C 膳食时不发生坏血病，并且体内尚有足量储存。

近 20 年来许多调查研究表明，超过 60 毫克的维生素 C 对减少一些慢性非传染性疾病的危险有好处；且我国居民平均摄入量已近 100 毫克。所以中国营养学会在新版《中国居民膳食营养素参考摄入量》中推荐，维生素 C 参考摄入量：14 岁以上人群是每天 100 毫克。

按照《中国居民膳食宝塔》：适量新鲜水果，每天 200 ~ 400 克，对于补充矿物质、维生素、膳食纤维是有必要的。

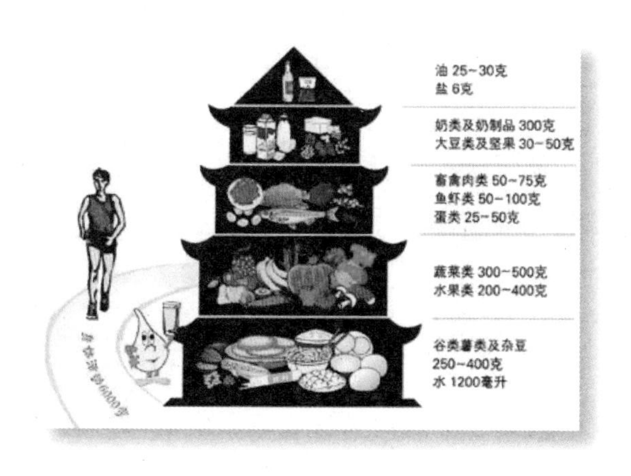

然而，“为了获取维生素 C，每天要吃 10 个橙子、10 个苹果、10 个梨。如果吃不下那么多，可以榨汁吃”，这是不负责任地乱说。首先苹果、生梨的维生素 C 含量并不高，每 100 克分别只含 3 ~ 5 毫克维生素 C。10 个苹果、10 个梨提供的维生素 C 分别为 30 毫克、75 毫克，吃 10 个苹果、10 个梨，并不能满足人体需要的维生素 C 的量。橙子的维生素 C 含量较高，摄入量是足够的。问题是，每天 10 个橙子、10 个苹果、10 个梨，如何吃？谁的胃容纳得了？如果榨汁吃，由于制作过程损失，维生素数量还会减少。

大量吃水果，势必减少其他食物的摄取量。人体需要的是各种类的食物，以满足人体需要的全面、均衡的营养。不同食物如粮谷、肉、鱼、奶、蛋、蔬菜提供的营养素种类和数量是不完全相同的，水果提供的营养素替代不了粮谷、肉、鱼、奶、蛋、蔬菜。水果在膳食营养中的地位，古人也都知道“五果为助”，怎么可以喧宾夺主？

果汁可以替代新鲜水果吗

复旦大学附属中山医院营养科主任　高　键

中国营养学会建议每天应摄入 200 ~ 400 克水果，并提倡“不要用加工的水果制品替代新鲜水果”。新鲜水果是平衡膳食的重要组成部分，营养丰富且口感好，为我们提供了很多营养素，比如维生素 C、胡萝卜素、钾、有机酸、类黄酮、花青素、果胶（可溶性膳食纤维）等。吃新鲜水果不用拘泥于时间，上午、下午、晚上，餐前、餐后、就餐时，都可以食用，只要自己觉得舒服就好。每天应尽量找时间吃 1 ~ 2 个水果，应季的、反季节的水果都可以，吃水果总比不吃好。

果汁是由水果经压榨、去掉残渣而制成的。在完整的水果细胞中，营养素受到细胞膜的良好保护。但在榨果汁的过程中，因为水果的细胞膜被打破，维生素 C 等营养素接触到氧气和氧化酶，很容易受到破坏。特别是西瓜汁、梨汁、桃汁等榨汁后损失较大，而柑橘汁等酸性较强的果汁中，维生素 C 的保存率相对高一些。鲜榨果汁还无法密闭保存，如果商家售卖的鲜榨果汁存放了几小时，就会损失较多的营养素。除此之外，水果中的不溶性物质如大部分的膳食纤维，一部分钙、镁等矿物质，因为与膳食纤维结合存在，也留在了榨汁后的水果残渣中，随之损失。

至于包装果汁，由于在生产过程中，需要添加一些物质以提升口味、延长保质期，如甜味剂、防腐剂、凝固剂等，也会影响果汁的营养质量。

所以，果汁并非是“水果的精华”，更不能替代新鲜水果。

不同体质的人可根据自己的体质选择不同的水果。扫描二维码，关注“家庭真验方”微信，回复“吃水果”，看看适合你体质的水果有哪些。

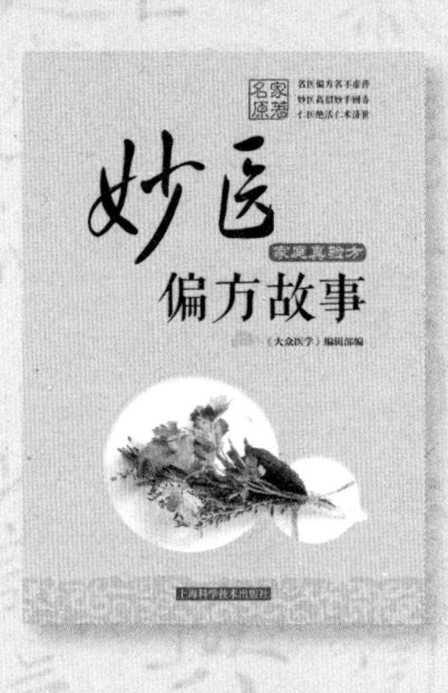

- **史上最简止鼾器：**小小牛奶纸盒做的
- **仙草取鱼刺：**威灵仙大显神通
- **高血压舒心贴：**安全享受无副作用
- **鬼针草滴眼液：**专克干眼症、视疲劳
- **小小芪枣汤：**呼吸科名医一生所爱
- **普洱茶方：**速效缓解偏头痛
- **金菊开音利咽茶：**咽喉不适者的常备良茶

◎ 取材简便　◎ 医者亲试　◎ 效果显著

【妙医故事】

蛋黄可炼膏。将鸡蛋煮熟，去掉壳和蛋白，将蛋黄放于铁锅内搅碎，用文火边炒边挤压。待蛋黄熬成黑色时，即可见油溢出（每个蛋黄可炼油 4~5 毫升），将油倒入已消毒的容器内，冷却后即可使用。治疗冻疮、急慢性湿疹效果称奇，是一款经典有效的妙方。

（南通市中医院中医外科主任医师　吴震西）

白糖可治创伤或感染性疮面，这种方法自古以来就有。笔者从事中医外科临床工作 20 余年，对于一些愈合期疮面，喜欢使用颗粒更细的葡萄糖粉，廉价实用。目前更多的医护人员喜欢用制备好的高渗葡萄糖液，且往往和其他外用药配合使用，收到更好的效果。

（上海中医药大学附属龙华医院中医外科主任医师　程亦勤）

我在自家阳台上种了好多垂盆草，会不定期地采摘下来，在上专家门诊的时候送给那些家庭经济条件困难的肝病患者。垂盆草有降酶保肝作用，他们带回去栽在菜地里，药食两用，既提高疗效又减少药费。

（江苏省中医院感染科主任医师　陈四清）

特别提醒：本书有些妙方尚未普及，如欲尝试，应听从当地有经验中医师的指导！

生吃泥鳅，治病还是致病

泥鳅生长在淡水河、湖、池塘的底层淤泥里，由于体小，肉有泥土味，人们一般不大吃它，菜场也少有出售。如此罕见的食材却有人特意买来生吃治病。医学古籍确记载泥鳅可补中气、祛湿邪，但是别忽略至关重要的一点——熟食非生食！

悬疑故事

一日，我下班回家，看到餐桌上多出一样没吃过的菜色，仔细一看，皱起眉头，问太太："这是什么？"太太献宝似地介绍："生泥鳅！泥鳅外的滑液能清肝、利胆、消炎，对肝炎、胆囊炎都有帮助，赶紧吃吧。""那也不用生吃吧，怪恶心的。你怎么做的，生吃不会感染寄生虫？"我避而远之。"很简单，剖开泥鳅，去头、去肠子，彻底洗干净后再剁碎。你放心吃吧，我闻过没有异味。你肝火旺，吃1～2条就能消肝火了，而且才这么几条，不会得寄生虫病的。"太太将装有泥鳅的餐盘向我推了推，但我迟迟下不了筷，只有太太大快朵颐。

可是没想到，太太不久后突然发热、胃痛、腹胀，被送至医院。医生问我：她最近有无不洁饮食？我立刻想到：泥鳅，是泥鳅！

（张落阳）

高人解疑

生食泥鳅易感染寄生虫、细菌、病毒，易接触化学污染物

上海中医药大学教授 潘朝曦

据《中华本草》《中药大辞典》载：泥鳅功用主治为补中气、祛湿邪；治

消渴，阳痿，传染性肝炎，痔疾，疥癣。可是需要指出的是，泥鳅的这些功效从古至今都是熟食，没有一种是通过生吃来体现的。

据查有关资料，生食泥鳅至少有三大害不能避免。其一是感染寄生虫，如棘颚口线虫、中华支睾吸虫（肝吸虫）、异形吸虫、广州管圆线虫、裂头蚴等。其二是感染细菌、病毒，如霍乱弧菌、类志贺菌、副溶血弧菌、亲水气单胞菌、甲肝病毒等。水生动物携带的这些细菌和病毒，大多数经高温烹煮即可杀死，但如果生吃则很容易感染人体而致病，抵抗力低的人甚至有生命危险。君不见因生吃贝类、鱼类而染病的报道常见诸报端？三是易“亲密接触”各种化学污染物，如农药、洗涤剂、工业废水、重金属等。这些污染物进入水体后，通过食物链必然在鱼类等水生物体内累积。如经烹煮后，这些生物体内的污染物可能部分被消解。若生吃，则将大量进入体内，从而致病。

正因为如此，在我国均以熟食鱼类为主。即使吃生鱼片，也一般以无污染的深海鱼类为原料来制作，而不用淡水鱼。因受此类伪科学的误导，已有很多人因生吃泥鳅患上寄生虫病和其他疾病。

生吃茄子“通心梗”可信吗

餐桌上的家常蔬菜茄子也可入药，具清热活血等功效，不过均是外敷或蒸炒后取效。随着网络的迅速发展，网上热传的茄子功效被扩大至几乎全能。究竟是网络为我们开发了茄子未知的功效，还是夸大了茄子没有的功效？

悬疑故事

不知是否受自己早年疯狂追求养生的影响，我的女儿也迷上养生，任何渠道听来的任何养生秘方拿来就试。最近我看到女儿开始天天生吃茄子，甚是担心。女儿说：“网上热传茄子吸油，生吃可以清肠、减肥，甚至通心梗、治癌症。”我长叹一口气，对女儿说起自己早年被不靠谱的食疗验方欺骗上当的故事，其中就有“生吃茄子养生”的亲身经历。

女儿追问：“然后呢？难道生吃茄子没有这些功效？”我也不知该从何说起。

（郑玲燕）

高人解疑

生吃茄子没有“通心梗、治癌症、降脂减肥”的神奇功效

上海中医药大学教授 潘朝曦

据现有权威中药专著《中华本草》和《中药大辞典》载，茄子确实含有一些对人体有益的生物碱、有机酸等成分，其果、叶（新鲜或干燥后之粉末）口服或注射其提取物，能降低兔与人的血胆固醇水平，并有利尿作用。但该

书也明确指出："有人给健康男人每日口服此植物干粉 12 ~ 24 克，未能证实此结果。"这就说明，口服生茄子能降低人血胆固醇水平未得到科研证明。

茄子入药的功效，归纳起来大概有：清热、活血、止痛、消肿，主寒热，疟证，肠风下血，主充皮肤，益气力，热毒疮痈，皮肤溃疡等。其中，活血、止痛、消肿，治皮肤溃疡、热毒疮痈是用生茄子外敷取效的，其他主治都是把茄子蒸或炒熟后应用，无一样是通过生吃茄子而达到的。

至今，未发现茄子有治胸痹（即所谓的"通心梗"）和治癌症的神奇功效，更未发现茄子有祛痰轻身（即降脂减肥）的功效。可见，"茄子能通心梗、治癌症、吸油、降脂"等说法，完全是信口雌黄。我和我的同事经常接触患上述疾病吃生茄子的患者，问他们吃了生茄子后感觉怎么样？他们说只觉得胃中发堵，腹中觉胀；冠心病患者则更觉胸闷、心痛加重。

指甲断病到底准不准

西医诊治靠“视、触、叩、听”，中医用“望、闻、问、切”，综合全面评估，才可开始诊断、治病。然而，仅凭一种指标就确诊的伪医学频繁出现，例如仅靠切脉便知疾病所在，甚至仅凭查看指甲就能断定所患疾病，实乃盲人摸象、以点带面。

悬疑故事

某日，我打开电视，见一位无所在医院的医学“专家”介绍指甲的“功能”，这位专家是这么说的：“医学专家经过长期的研究得出结论，指甲上出现白色斑点和波纹，表明身体很虚弱，容易生大病，甚至癌症。小指指甲上出现黑色斑点，表明生殖功能不健全，身患多种疾病，可能不育或生下的孩子健康状况很不好。”

我忙查看自己的指甲，发现有白色斑点，还有些许波纹。按照这位电视专家的说法，说明身体虚弱，会生大病。我越想越担心，心跳加快、汗出不止，连续好几天提心吊胆，认为自己大限将至。

这位专家说的到底对不对啊？我是不是真的会生大病、得癌症？

（陈　军）

高人解疑

指甲“斑点和波纹”等异常表现不是诊断疾病的“金标准”

上海中医药大学附属岳阳中西医结合医院皮肤科　李　斌（教授）　连　侃

中医学认为“有诸内者，必形诸外”。体表的一些细微变化，往往是体内疾病的反应信号。人的指甲，也常受先天或后天的因素影响，是某些局部或系统性疾病的标志。因此，指甲作为诊治疾病的参考，有一定科学依据。

然而，无论是中医学的“望、闻、问、切”，还是西医学的“视、触、叩、听”，都需要系统、全面地收集临床证据，才能提高诊断的准确率。“斑点和波纹”等指甲上的异常表现，虽然可能是诊断疾病的临床证据之一，但绝对不是“金标准”。如果白色斑点和波纹就表明身体很虚弱，黑色斑点就表明生殖功能不健全，如此一一对应的线性关系真的存在的话，那么我们只需要一台计算机，编个程序，就能治病救人了。医学作为复杂的人体科学，显然不是如此简单的学问。

一些所谓的“神医”“大师”，看病不用病家开口，仅仅通过切脉或看指甲就能诊断出疾病所在，吹得玄玄乎乎，实在是对中医学的亵渎。医学本身就是概率性科学，虽然现在有一些疾病具有一些特异性的体征和敏感性指标，但一定不是绝对的。例如：甲板浑浊、出现凹陷多数是银屑病的表现，但不是所有的银屑病患者都会有甲损害。

目前社会上种种养生怪论流行，说明随着人们生活水平的提高，大家迫切关注自己的身体健康。但一般的读者毕竟没有经过专业训练，很难对一些人体的阴阳寒热气血体质进行正确的判断。即使一些养生书籍上写的知识完全正确，但如何取舍、分析也是一门精深的学问和艺术。指甲、头发等虽然反映了一些人体的情况，但疾病的诊断，往往要靠细致的问诊、查体和检验技术，有时还要取点活组织进行病理学检查。即便如此，还有好多疑难杂症叫专家们疑惑不解、刻苦钻研。光靠指甲、头发来诊病，光靠吃点绿豆、茄子来治病，岂不是拿生命开玩笑吗？世上还有许多病并无指甲、头发上的表现，抱本所谓的《指甲诊病大全》当宝典，岂不是要延误病情？

指甲可能提示的疾病

根据中医学“肝其华在爪”理论，肝脏的病变可能表现出指甲青紫。指甲的其他病理表现还有：银屑病的患者，可能出现甲板浑浊、甲面凹陷；雷诺病、慢性心肺功能不全等疾病所导致的外周循环不良，可能使甲床和甲半月发绀，呈蓝色指甲；红细胞增多症和一氧化碳中毒，会使指甲变红；黑甲可能是有恶性黑色素瘤；线状白甲则可能是毛囊角化病（Darier 病）的表现。

令人怀念的古早味猪油

在很多中国人，尤其是南方人的记忆里，总有妈妈熬的猪油配饭。那时物资贫乏、少菜缺油，是猪油让饭不再无味。小时候的美味如今仍有它的“怀旧地位”，饭店出售古早味猪油拌饭、猪油炒菜，更有人在家备有一罐亲手熬的猪油。然而，此时非彼时，那时“珍贵”的猪油，在21世纪的今天，是否也如此珍贵、如此“雪中送炭”？

悬疑故事

虽然时代进步、生活改善，但我仍忘不了以前艰苦的岁月，惦记当时常吃的食物。小时候，妈妈用肥猪肉榨油存放。吃饭时，挖出一口已凝固的乳白色猪油放进热饭中翻拌，或加些酱油，不用配菜，我就能吃完一碗。现在，我还是喜欢用猪油拌饭，只是从超重到肥胖，身体日渐发福，腰围年年增长，血压也居高不下。有人劝我：猪油里都是脂肪，多吃发胖，少吃为妙。可是多年习惯，怎能说改就改？我只好安慰自己：即使猪油含脂肪，那也是天然脂肪；发胖、血压高是因为人至中年，和猪油无关。

可有时我又想：猪油和我的身体现状真的无关吗？

（王国礼）

高人解疑

现代人过多摄入猪油易致肥胖、心血管疾病等高发

军事医学科学院卫生学环境医学研究所营养研究室主任　郭长江

过去，由于经济条件的影响，加上食物供应的限制，我国居民动物性食

物摄入量较少，摄入的脂肪所产生的能量比例为 17% ~ 20%，远远低于 30% 的上限。因此，吃一点猪油拌饭不会对健康造成很大危害，也不会产生很多的肥胖患者。

但是近年来，我国居民动物性食物消耗量增加，使脂肪尤其是饱和脂肪的摄入量明显增加。据 2002 年全国营养调查数据显示，我国城市居民摄入脂肪所产生的能量比例已经达到了 35%，超过了上限；加上生活方式的变化，能量摄入有过剩的趋势，导致超重肥胖以及相关慢性病发生率的显著增加。

营养学家将脂肪分为饱和脂肪酸和不饱和脂肪酸。饱和脂肪酸多含于动物性食物，如猪油中饱和脂肪酸含量高达 43%；不饱和脂肪酸则多含于植物性食物，如豆油。人体需要脂肪，但饱和脂肪酸摄入过多，可导致肥胖、心血管疾病、高血压和某些癌症发病率增加；不饱和脂肪酸摄入过多对人体也有一定危害。因此，无论是饱和脂肪酸还是不饱和脂肪酸，都不是越多越好，或越少越好。

秘药敛痔散能不能自己做

百年名方敛痔散有很好的祛瘀、生肌、收敛之功效，适用于内痔、外痔、混合痔等，于2009年入选上海市非物质文化遗产。虽然其用药不复杂，却需纯手工制作，且工艺繁复，因此已濒临失传。

悬疑故事

2012年，《大众医学》刊出一篇《硕果仅存的手工秘药——枫泾痔科“敛痔散”》，读者相关咨询纷至沓来，有人说在某专利网上看到有下载敛痔散的制备方法，不知道是真的还是假的？还有基层医生说，自己有一定的制药经验，想尝试制作敛痔散，不知道方中的煅甘石是不是就是炉甘石？血竭、龙脑这些药，一般药房能不能买到？请秘方传承人吴伟光医师为各位说明。

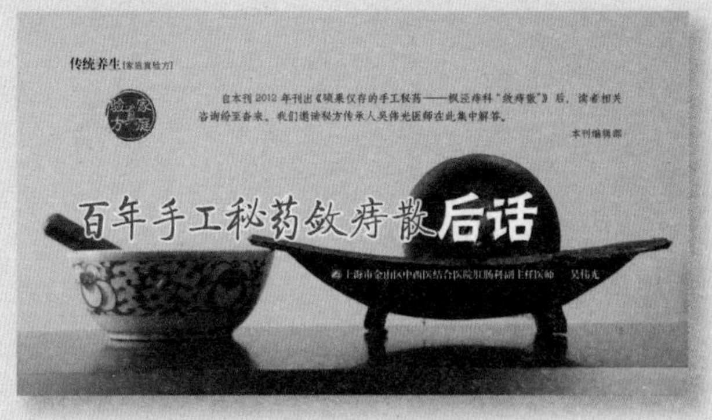
传统养生【家庭真验方】

自本刊2012年刊出《硕果仅存的手工秘药——枫泾痔科“敛痔散”》后，读者相关咨询纷至沓来，我们邀请秘方传承人吴伟光医师在此集中解答。

本刊编辑部

百年手工秘药敛痔散后话

上海市金山区中西医结合医院肛肠科副主任医师　吴伟光

原文刊于2013年6月

高人解疑

专利网公布的敛痔散制备方法真实，但因制作技艺繁复，很难效仿

上海市金山区中西医结合医院肛肠科主任医师　吴伟光

敛痔散是有上百年历史的痔科名方，至今仍保持纯粹的手工制作。目前是上海市金山区中心医院枫泾分院自制制剂，对Ⅰ、Ⅱ度内痔常见的症状如水肿、疼痛、出血、脱出具有很好的疗效。方中炉甘石具有收敛、消肿、止痛、防腐、收湿的作用，血竭治“金疮血出，破积血，止痛生肉”，冰片辛香走窜之性，可引药直达病所，促进药物渗透吸收。黄芩、黄连、黄柏、大黄四味药性味苦寒，具有清热燥湿、泻火解毒、攻积祛瘀的作用。诸药合用，共奏清热解毒、活血消肿止痛、止血之功效。

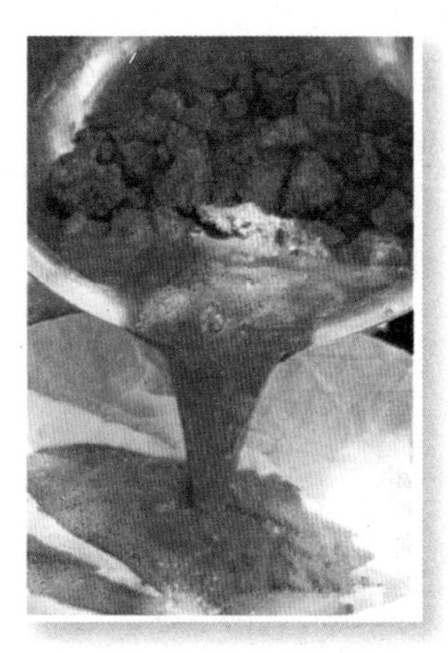

炉甘石是一种灰白色、粉末状的矿石，具有解毒明目退翳、收湿止痒敛疮的功效；煅甘石是炉甘石经过炮制加工之后形成的，取其精华、去其糟粕。如果将买来的炉甘石直接磨粉，不经过烧制和浸淬，药效就大打折扣。血竭、龙脑这些药，在中药店里能买到，但一般是普通的血竭、冰片。制作敛痔散要选用上等药材，我们选用赤褐色或紫褐色血竭，质硬而脆。有一种简单的方法辨别：将血竭点燃，如果冒烟较多，就证明松香含量太多，不如烟少的好。冰片要选用龙脑冰片，其气清香、味清凉，嚼之慢慢溶化，燃烧时无黑烟或微有黑烟，以片大而薄、色洁白、质松、气清香纯正者为佳。

2011年，上海市金山区中心医院枫泾分院（上海市金山区中西医结合医院前身）曾为敛痔散申请过专利。网上公布的敛痔散制备方法是真实的，但敛痔散的制作过程非常复杂，自己制作有困难。敛痔散从炉甘石炮制到临床使用需要1周左右的时间；每一味药都要经过严格挑选；其中炉甘石的炮制尤为关键，如果炮制不到位，效果就会相差很远。敛痔散的制作融合了中药的洗、浸、煮、漂、煅、淬等多种传统炮制技艺，没有深厚的中医理论基础及熟练的制作技艺，是很难完成的。欲按网上方法炮制敛痔散者，建议慎重行事。

自己能做大黄减肥膏吗

肥胖是多数现代人心中的痛，因为谈何容易，所以如有“无需管住嘴、不用迈开腿”的“捷径”，很多人都会竞相去走。“大黄减肥膏”看起来又是这样一种“捷径”，它是不是像其他减肥简方一样只能看、不管用？这次未必，不过方法用错。

悬疑故事

我比较胖，特别是有个“将军肚”。看到网上说“单味大黄膏”外敷对腹部肥胖效果特别好，不知道这大黄膏能不能自己做？能不能在家里自己按摩？

（刘先生）

高人解疑

外敷的大黄膏要配伍，单服大黄可治疗肥胖及其并存病症，但要注意剂量

中国保健协会减肥分会原会长　焦东海

大黄膏（不会是单味大黄，而是几味药组成的复方）外敷腹部确对腹部肥大者有一定的减肥效果，关于大黄膏的配方有多种多样，如大黄配芒硝，或配厚朴、枳实等，它们各自的剂量、相互间的比例以及为制作膏而附加的成分都很有讲究，因为涉及专利问题，故不作详细介绍，请予谅解。

大黄膏外敷能够减肥的道理是大黄通过透皮吸收起作用，因个人制作大

黄膏有困难，故建议单味大黄煎剂内服减肥。关于大黄减肥的机制，我们曾请上海医科大学病理生理教研室主任金惠铭教授等做研究，其结果是大黄进入人体血液到达脂肪细胞，能使脂肪溶解，而使脂肪细胞体积缩小（成年人肥胖者主要是体内脂肪细胞体积增大所致，而儿童肥胖则主要是脂肪细胞数目增加）。金惠铭教授的研究结果还证明大黄对腹部脂肪细胞特别敏感，即对治疗"将军肚"特别有效，同时又发现大黄能增加胰岛素敏感性，使肥胖患者血中高胰岛素降低，故大黄不仅能减肥，而且可治疗肥胖带来的许多并存病症，如高血脂、高血糖、脂肪肝等。

7 年前我们曾用大黄为主药的综合减肥方法创造了减肥 125.5 千克的记录：黄驰，武汉人，28 岁，身高 172 厘米，体重 209.5 千克，腹围 171 厘米，治疗 15 个月后减重 125.5 千克，相当于减去原体重的 60%，腹围缩小 85.5 厘米，恰为原来的 50%。

建议要减肥的同志可以服用中药大黄。中药不传之秘在于剂量，需因人而异。为了达到减肥效果，服用大黄剂量的指标是服用后每天排大便 2 ~ 3 次，最好是糊状大便，如果是水样大便就说明剂量过大，要减少服用量。同时大黄的品种较多，要服用道地大黄。本人研究大黄三十余年，采用的是甘肃礼县产的大黄。关于长期服用大黄后约有 2% 的人结肠变黑，停服大黄半年后即可消失，不会癌变，勿需顾虑。

减肥还必须要强调综合治疗，遵循以下原则。

1. 在思想上树立起"一旦肥胖，终身威胁"的观点，一辈子防肥、减肥，不急于求成。

2. 要在保证营养的前提下节制饮食，最好的食谱是糖尿病患者的食谱。

3. 循序渐进地增加运动量，达到每天运动半小时至 1 小时。

记住，减肥的口号是"未胖先防，已肥防病，早防早治，健康长寿"。

"管住嘴、迈开腿"仍是千古不变、持久有效的减肥方法，其中气功减肥就能达到循序渐进锻炼的作用，详见图书《家庭真验方——小绝招大健康》"美容驻颜"章节

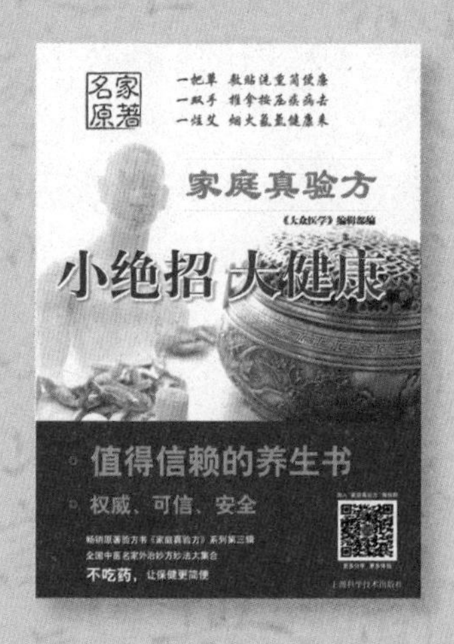

- **按摩法止打嗝儿：**专治顽固性不停嗝
- **按压法治心绞痛：**3 分钟应急点穴止痛
- **紫草油治烫伤：**适合小面积烫伤
- **点穴法救猝死：**回阳促醒、起死回生
- **塞药棉止头痛：**塞鼻子止头痛
- **药锤法治肩周炎：**结合导引效更佳
- **艾灸法降血压：**适合高血压“灰色地带”人群

◎ 敷贴熏洗　　◎ 推拿按灸　　◎ 不用吃药

【验方故事】

我擅治腰扭伤，曾用点太冲穴法治疗急性腰扭伤，大多数一次点按即见效，少数需点按 2 ~ 3 次。有的患者反映“点穴真灵，立竿见影”。

（赵荫生）

我小时候被贝壳划破了脚，缝了 7 针。后来因为消毒不好，伤口化脓了，整个脚肿了起来。妈妈用车前草叶子揉软，展开，贴伤口上，三天后脓就拔完了，伤口也愈合了。

（陈 智）

1973 年，我蒙冤劳改的时候，用白及油为上千的外伤患者处理伤口，效果极佳。白及油还能治浅二度烫伤，解决了当时药物不足的困难。

（梅雪荣）

全国著名老中医、儿科泰斗董廷瑶先生，历经 60 余年临床实践，认为婴儿频频吐乳与其舌根部的“火丁”有关，创立了治疗婴儿吐乳的独特疗法——“火丁”指压法。曾治疗吐乳患儿近万名，疗效十分显著，指压 3 次为一疗程，一般指压 1 次即能止吐。

（王霞芳）

特别提醒：一定要仔细阅读书中操作要点、注意事项和专家点评后再试用！

肉桂可以降血糖吗

中药肉桂有补火助阳、散寒止痛之功，临床上常用治肾阳不足、心腹冷痛等。现代实验证明，它也有扩张血管的功效，所以对糖尿病患者有一定作用。可是，中医药治病向来遵循辨证论治原则，肉桂只对一些糖尿病患者有益，对某些糖尿病患者不但无益，反而有害。

悬疑故事

我今年75岁，患糖尿病多年，目前空腹血糖10毫摩/升左右。有病友告诉我，吃肉桂能降血糖，一天要吃6～10克。可是我吃了肉桂就大便不通，摸索来摸索去，我发现每天吃1.5克没问题。于是，我就每天用1.5克肉桂泡茶喝。不知道剂量这么小有没有效果，可不可以一直吃下去？

（上海　刘女士）

高人解疑

肉桂只对某些糖尿病患者有用，对其他不但无益，反而有害

上海市中医医院糖尿病科主任医师　张　敏

肉桂性味甘辛大热，有温中散寒，温肾助阳功效。肉桂没有明确的降血糖作用，但现代药理实验证明，它对外周血管有扩张作用，还有抑制血小板聚集、抗凝、抗菌等作用。因此，糖尿病伴有中风、冠心病、肾脏病变、神

经病变者，经中医辨证属脾肾阳虚、肾阳不足者，服用肉桂对身体有益。但阴虚火旺、热病伤津、假寒真热者不宜应用肉桂。糖尿病患者切不可不顾个人体质随意应用，否则引起便秘、口疮、出血等副反应，有百害而无一利。

对老年糖尿病患者来说，血糖控制并不要求像年轻患者那样严格，但也不宜过高，一般应控制在空腹血糖 7.0 毫摩 / 升左右，餐后血糖 9 ~ 10 毫摩 / 升。刘女士这样的血糖水平是偏高的，服肉桂后又有便秘的副反应，因此她的当务之急不是了解“以后怎么吃肉桂”，而是请专业医师进行中医辨证论治并调整降糖药物。

目前，关于糖尿病治疗的验方、偏方随处可见。事实上，很多传言、广告并不符实。患者及家属在使用验方、偏方时，要注意仔细甄别。如果无法辨别，可到医院向医生请教。

推荐糖尿病验方

糖尿病属中医“消渴病”范畴，有很多证型。证型不同，处方用药有所不同，单方、验方也不例外。

舌红、苔少有裂纹者：可用生地、麦冬、枸杞子泡茶。

舌苔厚腻而黄者：可用橘皮、薏苡仁、茯苓、玉米须煎汤服用。

舌淡、苔薄有齿痕、怕冷者：可用黄芪、党参、附子煲汤。

除以上糖尿病验方外，另有一些验方也适合某些类型的糖尿病患者，详见图书《家庭真验方——小药方大健康》“糖尿病”章节

观赏瑞香能又入药又净化空气吗

瑞香是我国原产植物，也是民间常用药用植物。有些朋友家里养瑞香，赏花之余便将其茎、叶作药用。去网上看，怎么利用家养瑞香入药的帖子也很多。对此，以瑞香药用价值研究著称的中国科学院药用植物研究所刘延泽研究员有不同看法。

悬疑故事

金边瑞香有“牡丹花国色天香，瑞香花金边最良”之说，享誉世界园艺界。近年来，用于观赏的园艺界翘楚“金边瑞香”在网友的开发下有了“新功能”，看看这些网上帖子便知。

网上帖子：家养瑞香有较高的药用价值

金边瑞香除观赏外，还有较高的药用价值。金边瑞香的药用成分主要是“瑞香苷”。它的花、叶、皮根都可入药。性甘、寒、无毒，有消炎解毒、行血利水、去肿止痛、活血散瘀的功效。可治无名肿毒，疔疮，乳腺炎，溃烂，牙痛，胃病等。方法如下：

1．摘洋金边瑞香叶数片，捣烂、敷患处，可治溃烂、无名肿毒、乳腺炎等。如此数次，即可奏效。

2．金边瑞香是落叶常绿灌木。春天，新叶长出后，老叶自然脱落。将自然脱落的叶片洗净，晒干后用白酒泡上，备用。如有无名肿痛、毒蚊虫咬伤、疔疮等，每日数次擦于患处。如有牙痛，用棉球沾上药酒用痛牙咬住，可止痛。

3．金边瑞香花瓣自然谢落后，捡起晒干，用麻油或茶油泡上，除牙痛外，用法如上。

网上帖子：家养瑞香堪比“空气净化机”

室内摆放绿色植物盆栽花卉金边瑞香，可用作庭院观赏、净化空气、吸甲醛。

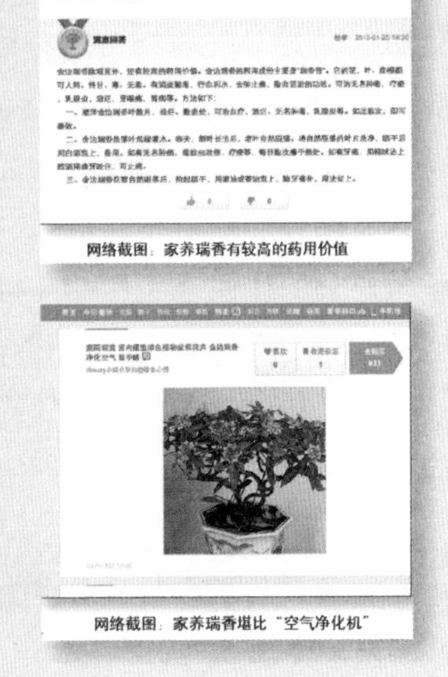

网络截图：家养瑞香有较高的药用价值

网络截图：家养瑞香堪比“空气净化机”

高人解疑

多数瑞香有毒，观赏瑞香不做药用、无净化空气功能

中国医学科学院药用植物研究所教授　刘延泽

一般读者家里养的瑞香，多是金边瑞香。它是母种瑞香的园艺变种，经过数百年的人工栽培成为名贵的观赏植物，一般不做药用。网上“金边瑞香除观赏外，还有较高的药用价值……性甘、寒、无毒……”等说法不科学，擅自使用可能有潜在危害。

金边瑞香与瑞香在植物分类学上属于同一个物种，即为瑞香科瑞香属植物，瑞香科在全世界有约 50 属 500 种植物，我国有 9 属约 90 种。主要的属有瑞香属、结香属、荛花属、狼毒属和沉香属，其中名贵药材沉香所在的沉香属已独立为沉香科。这 5 个属中代表性的植物有瑞香属芫花、瑞香、长白瑞香、祖师麻，荛花属荛花，狼毒属狼毒及结香属结香等。除沉香属外，剩余的 4 属植物基本上都是有毒植物。瑞香属为瑞香科中最大一属，均为小灌木。我国有 30 余种，主要品种有芫花、瑞香、白瑞香、长白瑞香、尖瓣瑞香、凹叶瑞香、陕甘瑞香等。瑞香属植物除了芫花被正式收入药典外，其余基本上都是作为民间草药使用。

国内外关于瑞香药用的记载很多。瑞香味辛性温，具有舒筋活血、祛风除湿的功效。家养金边瑞香的化学成分中，除了大量的香味成分外，其全株或茎皮中主要是香豆素、黄烷醇、木脂素和甾体类化合物。这些成分完全体现出了瑞香属植物的共同特征。

但部分文献对金边瑞香“味甘，无毒”的描述，与传统中医理论和现代化学成分的认识有所相悖。目前虽然尚未发现其具有毒性的二萜酯类化合物，但依此否定其毒性尚为时过早。虽然不能排除例外，但就目前的认识水平来讲，无论从化学成分分类学或药用植物亲缘学的角度，还是从各国文献记载，瑞香属植物基本上都是有一定毒性的。

就药用价值来讲，舒筋活血、祛风除湿、消炎止痛应是金边瑞香作用的主要方面，与长白瑞香和陕甘瑞香等多种瑞香属植物近似，且这种作用主要

表现在茎皮与根皮部位。由于各种瑞香都是作为草药使用，并无大样本的临床应用证据，所以读者如果有需要将家养瑞香作为保健用药时，应遵从医生和专业人员指导，切不可擅自使用。

网上还有一种说法：金边瑞香有强大的空气净化能力，是室内盆栽的极佳选择。不知道这种说法从何而来？如果说作为一种植物，金边瑞香有吸收二氧化碳的作用，此说无可厚非；但如果过分强调将之演绎为“能够净化空气”，则没有科学根据。

如前所述，作为瑞香属植物，有两个共同或近似的特征是很明显的，一是多数有浓郁芳香，一是植物本身有毒性。几乎所有的瑞香属植物中都含有大戟二萜醇酯(TPA)类化合物，该类化合物多数具有强烈的皮肤及黏膜刺激性和致癌作用，尤其是欧亚瑞香和芫花（即使近年发现其中有些化合物还同时具有抗白血病等活性）。

也许有读者会说：没听说过养瑞香会中毒。之所以在正常养殖过程中很少发生中毒现象，主要是因为大戟二萜醇酯(TPA)类化合物常态下在活体植物细胞内稳定存在，且不具有挥发性。但如果在干燥，尤其是折断或破碎过程中，这类刺激性物质就能释放出来。所以，一般不推荐将瑞香属植物作为室内养殖植物。

蛇胆，“圣手”还是“杀手”

我国煮蛇为食历史悠久，很多地方生饮蛇胆、蛇血也成时尚，甚至摆上餐桌、宴席。蛇胆祛风祛湿、强身健体，确是流传已久的经验方。但生吞蛇胆真的一点隐患也没有？煮熟或浸酒后会不会好些？

悬疑故事

我平日胆大，一日路遇菜市场口有人叫卖蛇胆，围观者众多。叫卖者称“生吞蛇胆可以强身健体”，随即当场吞下一枚。我闻之一股冲动上前，付款后照样生吞了一枚泡在酒里的蛇胆。回家后，我开始后怕：生吞蛇胆会不会有问题，会不会拉肚子或者中毒？惊慌下我立刻上网搜索相关文章，果然有好几篇蛇胆中毒的论文！这可怎么办？

论文摘要

【题名】血液透析救治5例急性蛇胆中毒患者的护理体会

【文摘】生吞蛇胆或饮现配的胆汁酒具有一定危险，严重的可引起急性肾衰甚至死亡。

（张羡琳）

【题　名】血液透析救治5例急性蛇胆中毒患者的护理体会

【作　者】黄蕾薇 徐武敏 叶美素 黄筱燕

【机　构】温州医学院附属二院,浙江温州325027

【刊　名】《中国初级卫生保健》 2009年第23卷第3期,75-75页

【关键词】血液透析 蛇胆中毒 护理

【文　摘】鱼胆中毒临床上碰到较多，但蛇胆中毒还是比较少见。蛇胆具有行气化痰、搜风明目和平肝熄风的功效，最新报道蛇胆还含有多种微量元素．经常服用可达到外病内治的目的。但生吞蛇胆或饮现配的胆汁酒具有一定危险．严重的可引起急性肾衰甚至死亡。近几年来。我科对5例蛇胆中毒的患者进行了血液透析．并配合护肝等对症处理．取得了较好的效果。现报道如下：

（论文截屏）

高人解疑

生食蛇血、蛇胆不卫生，蒸熟或浸酒后服才是正确方法

中国蛇协急危重症医学研究所副研究员　蓝　海

吃蛇之风不仅盛行国内，在国外也已受到重视。美国、日本、比利时、菲律宾、印度等，都已将蛇肉作为食品出售，有的还做成罐头食品，成为一种昂贵的新奇菜肴。人们对蛇的兴趣也不仅仅局限于吃蛇肉，蛇血、蛇胆、蛇酒也是现在备受关注的热点。蛇宴上，服务员常常会送上一枚新鲜的蛇胆，供食客享用。

蛇胆之所以被人们奉为上品，是因为它有极好的祛风化痰、疗痹杀虫、清热明目之功。而蛇血也有祛风、活血、镇痛的作用，对风湿性关节炎、脊柱结核、偏瘫等有良好的疗效。

但是，饮生蛇血、蛇胆汁或以低度酒混合的蛇血和蛇胆汁，这是一种不科学、不卫生的嗜好。因为蛇是肠道致病菌——沙门菌的重要携带者和传染源，有资料表明，蛇携带沙门菌率为50%，而蛇胆的携菌率更高。我国科研人员曾证实，用39度的米酒浸泡蛇血和蛇胆，20分钟后其中的沙门菌仍未见减少。另外，蛇体内还常有寄生虫。所以，生食蛇血、蛇胆是非常不卫生的，并且有一定的危险，可引起急性胃肠炎、伤寒、副伤寒等疾病。

吃蛇胆的正确方法是蒸熟后服，或者浸酒后服：将新鲜蛇胆2 ~ 3枚切开，置于500毫升50度以上的白酒中，密封浸泡，一个月后可食用。蛇血的加工也有讲究：一般是将蛇吊起，截去蛇尾，用干净的碗接蛇血，并冲入等量的50度以上白酒备用。食用时，取2个鸡蛋，搅匀，加100克白糖、15克生姜和适量水，煮熟后倒入上述蛇血酒中，混匀后服。

制作精良的蛇胆酒、蛇血酒和蛇酒是一种科学的保健饮品，对多种疾病有辅助治疗作用。现在市场上品种繁多，比较有名的是“五蛇酒”“蛇血驱风酒”“抗栓益寿酒”“蚊龙神酒”等。其中“五蛇酒”采用新鲜的金环蛇、银环蛇、眼镜蛇、广蛇、过树蛇等，配以纯米酒，精制浸泡，具有舒筋活络、壮腰健肾、祛风除湿、强身壮骨之功效；“蛇血驱风酒”是用五种蛇的血配以名贵中药制成，对风湿病、类风湿关节炎等疾病有一定的治疗效果。

毒蛇泡酒为何无毒

常常有人问：金环蛇、银环蛇、眼镜蛇之类都是毒蛇，为什么毒蛇浸泡的酒却没有毒？因为蛇毒也是一种蛋白质，经与酒精等理化因素作用以后会发生变性，失去毒性。只要是制作程序合格、通过国家卫生防疫部门检验、获准生产上市的各种蛇酒，大家均可根据个人情况选用，极少有中毒或过敏反应的报道。

阅读提示：关于读后感

Q：我看了这本书，有很多想法不吐不快，怎么办？

大众医学：你可以告诉《大众医学》编辑部。写信、写电子邮件、发微信消息，都可以。也许再版时，你的意见就会被采纳。如果内容有独到之处，还可能被录用，刊登在《大众医学》上。若干年后《大众医学》出纪念册，你也可能是作者之一！

Q：我读完“悬疑故事”后，仍有一些问题和困惑，怎么办？

大众医学：也欢迎你告诉《大众医学》编辑部。本书中很多疑问、讨论和解答，正是历代读者的信息反馈，以及作者的详细回复。如果你的问题有代表性，我们也会邀请作者作答。希望你的问题所引发的讨论，能帮助我们更好地完善作品、造福后人。

邮寄地址：（200235）上海市钦州南路71号《大众医学》编辑部“家庭真验方”专栏

电子信箱：dzyxzhenyanfang@sina.com

微信公众平台：家庭真验方

食盐按摩牙龈能治牙病吗

你有没有遇过这种情况，尤其是中老年朋友：一吃冷、热、酸、甜的食物，牙齿就酸痛，长此以往，疼痛不能解，每回吃饭战战兢兢。通常这时候就应该前往医院请口腔科医生诊治，但有人说小小的食盐就能治好这折磨人的牙齿酸痛。可不可靠？请高人解疑。

悬疑故事

我今年60岁了，2年前开始感到牙齿酸痛，吃东西的时候特别难受。有位老朋友说用食盐按摩牙龈能治牙病，还能保养牙齿。我就照他说的每天早晚刷牙后，用食指蘸上食盐把上下、里外的牙龈抹上一遍，然后把口漱干净。可是好像不管用，牙齿照样酸痛，是不是我的按摩法有问题呢？

（丁鹤松）

高人解疑

绝大多数牙齿酸痛，无法用食盐按摩牙龈法解决

上海交通大学医学院附属第九人民医院儿童口腔科副主任医师　池政兵

牙齿酸痛是牙神经受到不同程度刺激的表现，主要由龋齿或牙周疾病所引起。食盐和按摩牙龈对龋齿引起的牙齿酸痛根本没有作用，对极少数牙周疾病引起的牙齿酸痛可能会有作用，因为食盐有轻微的消炎作用。按摩牙龈

确实能促进牙龈健康，但对绝大多数已经患了牙周疾病的患者来说，这法子既不能止痛也无益于保健。

龋齿引起的牙齿酸痛，多表现为个别患牙的酸痛。一般在龋齿初期，患者不觉疼痛。当龋发展到较深时，遇到冷、热、酸、甜的食物时才会出现牙齿疼痛（一般是酸痛，较为温和）。此时如不进行及时正确的治疗，龋再进一步发展，与牙髓（牙神经）较接近或累及牙髓时，上述刺激可引起难以忍受的酸痛，即使停止刺激，疼痛还会持续几分钟或更长时间。

牙周病变引起的牙齿酸痛，常表现为多个牙甚至是全口牙的酸痛，主要见于中老年患者。由于牙周组织的退缩，老年人的牙根部分暴露，遇到冷、热、酸、甜的食物刺激时也会出现牙齿酸痛。

在临床上，牙齿酸痛还常见于夜磨牙或喜欢咬硬物的患者。这些人牙齿的牙釉质（珐琅质）严重磨损，使牙本质暴露。另外，有的人吃饭时不小心咬到硬物，造成牙齿隐裂，也会导致牙齿酸痛。这些牙病，都不是用盐按摩牙龈就能解决问题的。出现牙齿酸痛后，最好去医院由医生诊断病因，再做相应治疗。

延伸阅读

牙齿过敏能治吗

上海交通大学医学院附属第九人民医院口腔特需科主任医师、教授　徐　晓

有许多人都喜欢吃水果，这是一个良好的习惯。但是，有些人吃了带酸味的水果，如橘子、葡萄、草莓等，牙齿会出现酸痛、咀嚼无力。这就是患了牙本质过敏，又称牙齿感觉过敏症。

当牙齿受到外界刺激，如刷牙、冷风、热汤、酸甜食物以及咬硬物，如小核桃、松子等，就会引起以酸痛症状为主的牙本质过敏。其发病高峰年龄为40岁左右，特点为发作迅速、疼痛尖锐、时间短暂。医生检查时，可以找到一个或数个敏感区。与其他牙病一样，小小的牙本质过敏常给患者造成很大的痛苦。

凡是使牙齿表面釉质完整性受到破坏而导致牙本质暴露的各种牙病，如磨耗（由夜磨牙等引起）、牙折断（由牙外伤引起）、楔状缺损（由长期采用不正确刷牙方式如横刷法引起）、龋齿、牙周萎缩（多见老年人）或单牙创伤（常由牙齿开启瓶盖等引起）等都可导致牙本质过敏。如果诱发因素不去除，牙本质过敏症就会慢慢发展为牙髓炎、根尖周炎等，甚至最后不得不一拔了之。因此，一旦出现牙本质过敏症状，应该及时到医院就诊。一般地说，由龋齿、牙折、楔状缺损等引起的牙本质过敏，通过治疗能较快见效。但牙釉质磨耗或牙根暴露等引起的牙齿过敏，治疗上有一定的难度，症状也容易反复。

目前，治疗牙本质过敏有下述几种方法：

1. 用某些药物涂在牙冠表面，达到隔绝传导之目的。常用药物有76%含氟磷酸钠凝胶、75%氟化钠甘油。有时为了增强效果，也可用2%氟化钠液电离子透入法、硝酸银等。采用药物脱敏治疗一般每隔3～5天需治疗一次，一个疗程为3次。局部用药是目前治疗牙本质过敏常用的方法之一。

2. 利用激光的热效应，达到治疗效果，一个疗程为3次左右。

3. 对一些反复脱敏无效的牙齿，可以考虑做充填治疗（如用银汞合剂、复合树脂等）。

4. 对磨损严重，损害已接近牙髓的牙齿，必要时可考虑行牙髓失活治疗。

那么，如何预防牙本质过敏的发生和延长脱敏治疗的效果呢？最好的方法是减少牙齿的磨耗和增强牙齿的硬度，具体要注意以下几点：①少咬或不咬过硬的食物，如不用牙齿咬小核桃、螃蟹等，更不能用牙齿开启啤酒瓶盖等。②每天坚持正确的刷牙方法，即竖刷法，每天3次，每次3分钟。③建议使用含氟漱口水和脱敏牙膏刷牙，以提高牙齿的耐磨性。尤其是脱敏牙膏可用于大多数牙齿过敏者，每日2次，坚持长期使用。④也可使用一些民间验方：如经常咀嚼大蒜头或用新鲜大蒜头涂擦牙齿过敏区，每天3次，或咀嚼核桃仁、茶叶等，这些方法都有一定的脱敏作用。

胎盘馅饺子，你敢吃吗

你可能吃过猪肉馅、白菜馅、韭菜馅的饺子，可吃过胎盘馅的？先别吐，民间确实有人将胎盘剁碎与瘦肉一起包饺子吃，而且胎盘也确实是上等补益佳品。不过这血淋淋的胎盘可不是说吃就能吃的。

悬疑故事

读者甲说：我婆婆60岁了，最近得了一个抗衰驻颜的秘方：吃胎盘。为了能经常吃上胎盘，婆婆在左邻右舍亲朋好友中积极收集“情报”，只要听说谁家媳妇要生了，就高价预约。婆婆总是把胎盘剁碎了包饺子，觉得既方便又好吃。胎盘能这样吃吗？

网友乙说：这个问题让我想起了在网上看到的哈尔滨“胎盘宴”。胎盘毕竟来自人体，无论从伦理角度还是卫生角度看，它都不能作为食品摆上餐桌。我们的食品卫生监管存在很大漏洞啊！果子狸、猴脑，这些“病毒使者”的教训还不够深刻吗？还是不要把胎盘当菜肴直接吃吧。

“家庭真验方”微信平台曾请粉丝就“胎盘饺子”投票亮观点，引发讨论。读者朋友们，你怎么选？

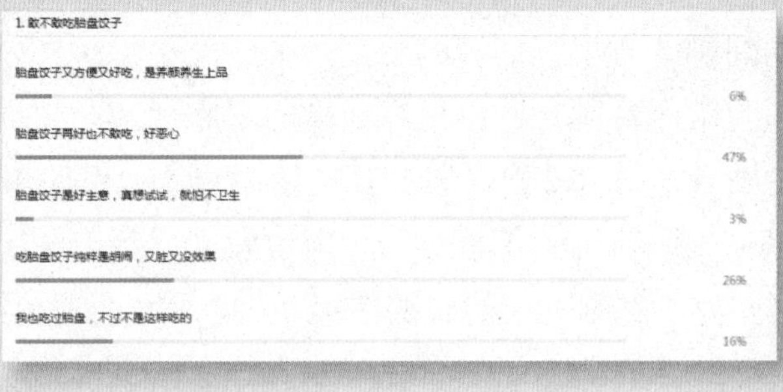

1. 敢不敢吃胎盘饺子

选项	比例
胎盘饺子又方便又好吃，是养颜养生上品	6%
胎盘饺子再好也不敢吃，好恶心	47%
胎盘饺子是好主意，真想试试，就怕不卫生	3%
吃胎盘饺子纯粹是胡闹，又脏又没效果	26%
我也吃过胎盘，不过不是这样吃的	16%

高人解疑

应选健康产妇的胎盘，不可乱吃、多吃

上海中医药大学附属龙华医院妇科主任医师、教授　李祥云

胎盘，中医又称为紫河车，俗称胞衣。性温，味甘咸，无毒，入肝、脾、肾三经，具有补气、养血、益精之功效，主治妇女气血不足、月经过少、闭经不孕、羸瘦虚损、神经衰弱、产后乳少等。

胎盘为什么又称紫河车

古人认为胎儿坐着胎盘这辆小车跨过天地、阴阳、乾坤之界降临人世，又因为胎盘焙干后入药呈紫色，所以谓之“紫河车”。

胎盘成分很复杂，含有促性腺激素、促甲状腺激素、催乳素、雌激素、孕激素、雄激素、甾体类激素以及多种酶，如溶菌酶、激肽酶、组胺酶等，还含有红细胞生成素、磷脂、多种多糖等。药理试验证明，胎盘可增强机体的抵抗力，有抗感染的作用及激素样作用，使生殖器官发育，利于怀孕。临床上常用的胎盘球蛋白能抑制多种病毒，并含有多种抗体，可增强人体的抵抗力。临床报道，应用新鲜胎盘可治支气管哮喘、慢性气管炎、皮肤溃疡、月经不调、不孕不育，乳汁缺乏等病症。总之，胎盘用处很多、很广，有益于身体健康。

把胎盘剁碎了包饺子吃，民间确实是有这种做法，有人还加上瘦肉与胎盘一起剁碎了包饺子。但是这种吃法不科学：一来一只胎盘一次吃掉，量太大了，即使少吃点，也无法估计剂量；二来胎盘是产妇的生理产物，如果产妇患有肝炎或有其他传染病，吃这种胎盘就有染病的危险。所以，一定要选用健康产妇的胎盘，千万不要在左邻右舍亲朋好友中贸然“征集”。所谓健康的产妇，不是平时没病、正常上班、看上去外表健康就可以了。只有经过血液生化检查等，提示无传染性疾病，以及孕期检查一切正常者，这样的产妇的胎盘才可放心食用。

胎盘是血肉有情之品，是具有补气、养血、益精的上等补益佳品，冬令进补时可常选用。但食用胎盘时也不可过量，不要贪多。再者，胎盘毕竟是补益剂，无虚证者不宜乱补，否则反而无益。如不清楚自己是否适合吃胎盘，应走访中医师，在医师的指导下安全、合理地食用。

中医入药所用的紫河车，是用新鲜胎盘经过加工的。具体做法是先将胎盘中的血管直行切开，去除血块，用清水反复漂洗干净（或用米泔水清洗，再用清水漂洗干净），去除筋膜。然后，将胎盘置于花椒水内（花椒水需预先置备。将花椒一小撮，布包后加水适量，在沙锅内煮开，弃花椒，即为花椒水）煮，约3分钟后捞出，沥净水。加适量黄酒拌匀后，再置篾笼屉中蒸透，取出，烘干研粉，备用。贵州、安徽等民间的做法，不是将处理好的胎盘放笼屉中蒸，而是将其直接放在陶瓷瓦片上小火烘干（常翻动，勿烘焦），研粉备用。

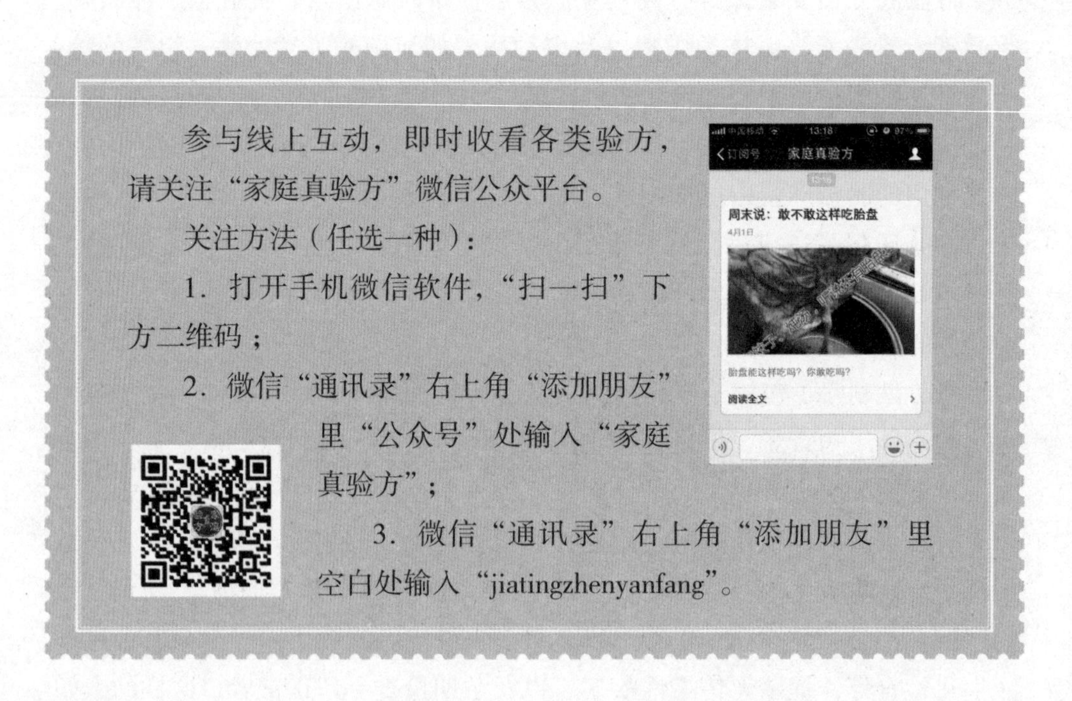

香木瓜为什么不能吃

木瓜，大家应该都吃过；木瓜还能熏香、入药，你可能也听过。但这日常食用的木瓜和入药治病的木瓜是一样的吗？有人种植的木瓜硬邦邦、有一股清香，为何食用的木瓜却软软的？还有，盛传的“木瓜丰胸”是真的吗？

悬疑故事

我家地处河南与湖北交界，院子里有一棵木瓜树，是从一个建筑工地移过来的，至少也有十年了。这棵树平时不用人管，也不用打农药，自己长得挺茁壮的。它每隔一年有“旺果期”，今年处于“歇枝期”，结的果比较少，才一二十个，去年差不多有五六十个呢！

那黄澄澄的木瓜香气扑鼻，我喜欢把它放在枕头旁边，晚上睡觉前闻着，真可谓沁人心脾、清心安眠。美中不足的是，我在电视上看到人家的木瓜软软的，从中间剖开就能吃，我家这棵木瓜结的果都硬邦邦的，让人怎么也联系不到吃上去……

所以每年熟了后，木瓜就主要被放在枕头旁，晚上闻着睡觉。时间长了、放坏了也就扔了。这是不是品种的问题呀？

（刘小刀）

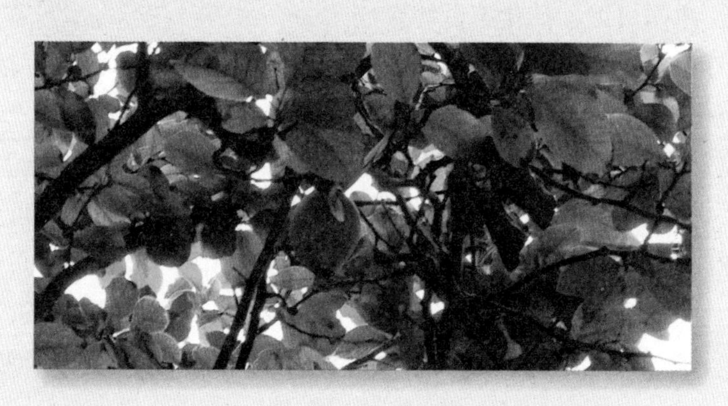

高人解疑

入药治病的是宣木瓜，日常食用的是番木瓜

上海中医药大学教授　杨柏灿

木瓜在我国的历史非常悠久，两千多年前《诗经》里就曾吟诵“投我以木瓜，报之以琼瑶”，可见古代的人们已将木瓜作为馈赠宾客或表达情谊的礼物。一般人提到木瓜，首先想到的是它入口香软甘甜，又能美容养颜，是水果市场上的“时尚佳果”。然而，也许很多人并不知道，《诗经》里所吟诵的木瓜，并不是我们日常食用的那种水果，这究竟是怎么一回事呢？

《诗经》里提到的是一种药用木瓜，为蔷薇科落叶灌木植物贴梗海棠的果实，亦称“铁脚梨”。它在我国许多地方都有栽培，其中以安徽宣城栽培的最为优质，故而又称“宣木瓜”。此瓜外表坚硬光滑，有一股浓郁而独特的清香，令人闻之难忘，因此民间经常将其鲜果放置于衣柜、箱底等地，让它的香味挥发出来熏香衣物，还能达到驱虫防蛀的目的。对此，宋代大诗人陆游特地咏诗一首：“宣城绣瓜有奇香，偶得并蒂置枕旁。六根互用亦何常，我以鼻嗅代舌尝。”此读者所种“联想不到吃上去”的木瓜，恐怕就是宣木瓜。

宣木瓜最重要的作用并非熏香，而是入药。它味酸性温，温而不燥，能入肝、脾经，有较好的舒筋活络的功效，且能祛湿除痹，是治疗风湿痹痛、筋脉拘急的要药，现代用于小腿痉挛、脚气肿胀、腰膝酸痛、风湿性及类风湿关节炎等。其次它具有化湿和胃、消食生津的作用，故而能治疗湿浊中阻导致的呕吐腹泻、津伤口渴、消化不良等病症。

我们日常食用的是另一种木瓜，俗称番木瓜，又叫万寿果，是热带、亚热带水果的一种，我国主要产于台湾、广东、海南等地，素有“岭南果王”的美称。成熟的番木瓜果肉厚实细致，汁水丰多，甜美可口，营养丰富，含有维生素 A、B 族维生素、维生素 C、维生素 E 和胡萝卜素、木瓜蛋白酶等，不仅是美味佳果，并且还是很好的营养保健食品。中医认为，番木瓜性味甘平，具有健胃消食、润肺除痰的作用，治疗消化不良、胃脘疼痛有效，并且能够美颜润肤、延缓衰老、防止肌肤老化、去除黑斑和雀斑等。未成熟的番木瓜外表呈青色，对预防胃肠炎、胃溃疡、消化不良等有效，民间还用青木瓜汁治疗胃痛。

推荐两种木瓜的食疗法

宣木瓜

1. 猪脚伸筋汤：用猪脚2只，薏苡仁、木瓜、伸筋草、千年健各60克。将猪脚去毛、洗净剁块，诸药布包，加水同炖煮至猪脚烂熟后，去药包，饮汤食肉。可补肝肾、祛风湿、强筋骨，适用于类风湿关节炎。

2. 木瓜粥：用宣木瓜30克，桑枝15克，加水煎煮后去渣留汁，将薏苡仁30克，粳米100克，放入药汁中，加红糖适量后煮粥食用，可治疗小腿抽筋、脚气水肿。

番木瓜

1. 木瓜牛奶茶：取1只新鲜木瓜切成小片，再准备半杯牛奶，将木瓜片与鲜奶放入果汁机中，掺入少量清水和蜂蜜搅拌数分钟即可。常服有助于美颜润肺、消食减肥。

2. 木瓜玉米扁豆汤：青番木瓜1只，玉米、白扁豆各60克，木瓜洗净切块，玉米、扁豆泡洗干净，加水适量共煮至熟，饮汤汁即可。常服有助于治疗各种胃炎。

3. 木瓜银耳羹：番木瓜1只，银耳15克，杏仁15克，冰糖适量。将银耳洗净发开，木瓜削皮去籽，洗净切块，杏仁去衣洗净，连同冰糖一起放入炖煲中，加适量开水炖煮20分钟即可。有滋润养颜、养阴润肺之效，对治疗燥热咳嗽、干咳无痰等病症亦有效。

民间盛传“木瓜能丰胸”，是真的吗？扫描左侧二维码，关注“家庭真验方”微信，发送“木瓜”至后台，立刻知道答案！

我也能种能吃鲜灵芝不

在大家心目中，灵芝一直是延年益寿的佳品，所以古时候灵芝就有“仙草”“百草之王”的美誉。如今，灵芝，尤其是野生灵芝的价格不菲，有些还没喷出种子就被采收、送入市场。假使自己能种出一盆灵芝，还能喷出灵芝孢子粉，岂不是家养了延寿佳品？然而，家里真能种出灵芝吗，这盆栽的灵芝真能吃吗？

悬疑故事

老爸喜爱莳花弄草，最近在逛花鸟市场时看到一种古朴典雅的植物盆景。对养生颇有研究的老爸眼睛发亮——说这是“仙草”灵芝。精明的摊主适时上前推销：这种灵芝是活的，每年可以长出新芝，可以吃，还可以收集灵芝孢子粉……老爸二话不说，抱着两盆灵芝兴冲冲地回家了。

我去网上一查，卖灵芝盆景的店铺还真不少，说法和那摊主也差不多，可我总觉得心里不踏实，这么珍贵的药材能自己随便种、随便吃吗？

（小　张）

（网络截图）

高人解疑

盆景灵芝吃不得，居家环境也种不好

中国医学科学院药用植物研究所研究员　兰　进

灵芝是传统的名贵药用真菌，历来被视为延年益寿的灵丹妙药。盆景灵芝问世后，不少人怀着“我也尝尝鲜芝”的想法，买回了家。然而灵芝盆景不能食用！

灵芝盆景是以形色奇特的灵芝子实体为主，配合奇石、花草、盆盘，最终形成的盆景。灵芝段木栽培、瓶栽或袋栽等生产的子实体都可以选用制作灵芝盆景。这些千姿百态具有艺术造型的灵芝子实体，经过仔细修整，精心装饰，结合传统的盆景工艺配以枯木、树桩、奇石等，再配上不同形状的陶盆、瓷盆、木盘、塑料盘，即变成古朴典雅、造型奇特的工艺品。

在制作盆景过程中，为了更好地造型和固定，常采用乳胶、玻璃胶、石膏等将灵芝子实体与盆体固定。为了防虫，有时要加入杀虫剂进行处理；为了便于长期保存和观赏，保持光亮度，则会在灵芝子实体表面刷涂清漆……这样的盆景灵芝，怎么能够食用呢？至于商贩推销时所说“灵芝是活的，每年可以长出新芝，可以吃，还可以收集灵芝孢子粉……”，有相当大的水分。

灵芝生长需要特定的温度、湿度、趋光或遮光（不同生长阶段）等条件，比如湿度要求在75%以上，温度要求25～30℃，任何普通家庭和办公场所都不能满足这些条件，尤其是对湿度的要求。所以离开了养殖大棚，被放置在客厅、办公室、宾馆大堂等地方做观赏用的盆景灵芝，很难“每年长出新芝”，不可采摘食用，也难以散发和收集灵芝孢子粉。

灵芝菌盖表面的环形轮纹，在古代被称作“瑞征”或“庆云”，在中国人的传统文化意识中就是吉祥如意的象征。因此，灵芝历来被视为祥瑞物，做成艺术盆景的灵芝，可以满足人们追求富贵吉祥的美好愿望。中医养生历来讲究“养生先养心”，从这个角度说，盆景灵芝不吝是健康生活的好选择。

至于想要用灵芝孢子粉、灵芝子实体入药、冲茶、泡酒，还是去购买专供食用、质量可靠的灵芝产品吧！

生吞鱼胆可否明目

鱼胆是一味中药，清热解毒、明目清肝。可是，用于治疗的鱼胆剂量和它的中毒量很相近，令很多“无畏无惧”自行食鱼胆者中毒，甚至死亡。

悬疑故事

一则报道：一天下午，江先生家里杀了几条青鱼。他曾听人说，生吞鱼胆能明目，于是把鱼胆放在清水中漂洗片刻，就吞了下去。没想到晚上，江先生突然出现头晕、恶心、呕吐等症状，第二天症状更加严重，高热不退，神志也变得模糊起来。去医院检查后，医生认为江先生是因为鱼胆中毒而导致了多系统器官衰竭，生命垂危，需要进行血液透析等治疗。不是说鱼胆能明目吗，江先生怎么会中毒了呢？

高人解疑

鱼胆确可清热明目，但治疗量接近中毒量，易引起中毒

山东大学营养与食品卫生研究所　胡琴静　赵长峰（副教授）

鱼胆是一味中药，有清热解毒、清肝明目、止咳、止痛的功效，可治目赤肿痛等病症。但它的治疗量和中毒量很相近，用药稍有不当就会使人中毒。鱼胆含有胆汁毒素、组胺、胆盐及氰化物等物质，进入人体胃肠道后，其毒性成分被吸收进入肝脏，再由肾排出。因此，中毒患者以急性肾功能衰竭和肝损害的发生率最高，其次表现为胃、肠、心脏、脑等脏器受累，若不及时抢救，死亡率很高。一般一条 0.25 千克重的草鱼的胆就能使人中毒，一条 2.5 千克以上的鱼的胆就能致人死亡。盲目生食或熟食，都有可能引起中毒。

误服鱼胆而出现中毒症状者，要尽快到医院就诊，及早催吐、洗胃、导泻，减少毒物吸收，并多饮水以加快排泄。目前，对鱼胆中毒尚无特殊解毒药，必要时需进行血液透析以清除毒素，防止因内脏功能受损而危及生命。

活蝎治癌竟致死

即便是在科技高度发展的今天，仍然有许多民间偏方未经缜密验证。盲目听信和遵从，不但治不好病，甚至可能加重病情甚至导致死亡，就像有人乱用毒蝎、毒蟾蜍，最后却赔上了性命。

悬疑故事

有报道称：刘先生患有肺癌，朋友说蝎子汤、蟾蜍汤可以治癌，于是他和家人瞒着医生买了大量活蝎和蟾蜍，天天煲汤喝。几天后，医生发现刘先生尿量急剧下降，肌酐、尿素氮水平直线上升。不久，刘先生因严重肾功能衰竭而死亡。

本想靠蝎子蟾蜍汤把癌治好，没想到因此赔了命。古语不是说“以毒攻毒”吗？问题到底出在哪？

高人解疑

蝎子易与其他药物协同增强毒性，蟾蜍必须加工后方能入药

山东大学营养与食品卫生研究所　胡琴静　赵长峰（副教授）

蝎子在中医学上被认为有药用抗癌价值，在安全剂量范围内可以起到以毒攻毒的效果。但蝎子含有神经毒素、肾毒素，容易与其他药物产生协同作用，大大增强毒性，食用后可能引起中毒甚至死亡。

蟾蜍俗称癞蛤蟆，其壳（俗称蟾衣）是蛤蟆蜕下的角质衣膜，具有扶正固本、攻坚破瘀、抗癌消肿之功效，在民间素有治疗肿瘤、乙肝、腹水等疑难杂症“秘方”之美称。但蟾蜍作为中药，必须经过加工。因为除了蟾蜍皮肤分泌出来的黏液含有剧毒物质外，肌肉、肝脏和卵巢等也含有毒性物质，对人体心脏、胃肠道及中枢神经会产生严重损害，中毒严重者出现昏迷，可因呼吸、循环衰竭而死亡。

无毒“野绿豆”，竟然也中毒

中国人对中草药都有一种约定俗成的观念：中药安全无毒。实际上，我们的祖先在发现中草药有治疗作用的同时，就对中药的毒性作用有所了解。即使文献记载无毒的药物，也不可随意乱服乱用，例如有“野绿豆”之称的马棘，虽然文献记载无毒，却也有致毒嫌疑。

悬疑故事

有一位42岁的女士，因右膝关节外伤，自取新鲜马棘皮（民间称“野绿豆”）约60克，水煎服。因症状无改善，第2天中餐后增加马棘皮至90克，水煎服用。

服后半小时，该女士出现恶心、呕吐，吐后感乏力。晚上6时许，家人发现其意识不清，呼之无反应，遂送至当地人民医院。经利尿排毒治疗2天，神志转清，但不能言语和进食，伴流涎，头部、手足不随意运动。遂转入医院治疗。复查颅脑MRI发现：两侧大脑半球白质区少量缺血灶。给予激素、大量输液、利尿剂及神经保护剂治疗，住院40天才好转出院。

高人解疑

据载马棘无毒，超量使用却可致中毒

浙江省中医院　孙　岩

药用马棘为豆科植物马棘的根皮，又名一味药、野绿豆等，广泛分布于我国江苏、湖北、广西、四川、浙江等地，其味苦、涩，性平，无毒，具有清热解毒、消肿散结之功。民间常用于治疗风热感冒，肺热咳嗽，疔疮，跌打损伤，毒蛇咬伤等。

马棘据文献记载无毒，近代也未从中分离出有毒成分，这位患者为什么会中毒？我们推测马棘的某些成分可能具有神经毒性，能透过血脑屏障，对中枢神经系统有较强的亲和力，一次性大剂量可造成神经细胞的损害。马棘常用剂量 9 ~ 30 克，这位患者超剂量（3 倍）服用，才导致了中毒。

由于中草药的成分较复杂，有些成分未知，有些成分既有治疗作用亦有毒副作用，大家千万不要随便尝试某些单方、验方。即使是目前被认为无毒的中草药，也不能随意加大使用剂量。

雄黄酒，喷洒涂抹就安全吗

端午节，人们不仅有吃粽子、赛龙舟的习俗，
有些地区也有用雄黄酒驱除蛇虫、消毒的传统，
还有人把雄黄酒涂抹于手脚心或喷洒在屋内外，
这样用有毒雄黄是否就不会中毒、更加安全呢？

悬疑故事

去年端午，我突发奇想：《白蛇传》里白娘娘喝雄黄酒后现了原形，那么，雄黄酒应该有驱蛇虫的作用吧。我刚买来雄黄酒准备和家人在端午节共饮，就被告知喝雄黄酒易中毒。我惊出一身冷汗，但这雄黄酒也买回了家，总不能白白浪费，我又突发奇想：喝雄黄酒会中毒，那我把它涂在皮肤上、洒在家里，不就既不中毒，又能驱蛇杀虫了吗？

（刘小妹）

高人解疑

喝雄黄酒、涂抹喷洒雄黄酒都会中毒

上海中医药大学教授　缪细泉

在脍炙人口的神话故事《白蛇传》里，有这样一个情节：白娘娘于端午节喝雄黄酒后现出了原形。其实在我国民间，特别是农村，至今还有在端午节喝雄黄酒的现象，认为这能驱邪灭病。

雄黄是一味有毒的中药，性温，味辛苦，能燥湿杀虫。配制成雄黄酒后，由于酒精的协同作用，雄黄的燥湿杀虫效果更明显，速度也更快。但是，雄黄的主要成分为硫化砷，遇热便分解产生三氧化二砷，即具有剧烈毒性作用

的砒霜。其安全剂量极小，稍有过量就会酿成惨祸。

在端午节，还有不少人把雄黄酒涂抹于手心、脚底心、额上、鼻部、人中或耳门等处，或者把雄黄酒挥洒在房前舍后、门旁、墙角和床帐之间，同时还插菖蒲、艾叶，挂香囊等，以期达到驱除蛇虫和消毒之目的。这是我国人民最早使用的环境卫生药品之一，确实具有杀死毒虫、抑制病菌生长的作用。不过，由于砷也可透过皮肤吸收，人体表皮涂抹过多的雄黄酒，也有中毒的危险。就是在房屋内外喷洒雄黄酒也要注意安全，因为雄黄受热会升华变成砷，沾染粮食、衣物后，可通过口腔、皮肤进入人体，造成慢性中毒。

因此，在端午节到来之际，奉劝人们戒除陋习，莫涂雄黄，特别是不能喝雄黄酒，以免发生中毒危险。

雪蛤油能治哮喘吗

雪蛤、蛤蜊，都有“蛤”字，难道同属于蛤类？为什么蛤蜊属于海鲜，有些哮喘患儿不能食用，却传雪蛤油可以治小儿哮喘？请高人帮你理清这两者的差异，网传法有时有一定道理，却存在需格外注意的隐患。

悬疑故事

我8岁的儿子患哮喘5年了，朋友推荐我买雪蛤油给他吃，说能治小儿哮喘。可是我在网上看到：哮喘的孩子不能吃蛤类以及蟹、虾、海鱼等。雪蛤属于蛤类吗？能治哮喘吗？

（林蔚然）

高人解疑

雪蛤可降低小儿感冒及哮喘发作次数，但长期服用可能引起性早熟

复旦大学附属儿科医院中医科主任医师、教授　时毓民

雪蛤不属于“蛤类”。通常的“蛤（音 ge）类”，是指蛤蜊等生活在海底的软体动物。虽然网上流传有“哮喘的孩子不能吃蛤类以及蟹、虾、海鱼等海鲜”的说法，但实际上仅少数哮喘患儿对海鲜过敏，应用过敏原测定可以了解患儿是否对海鲜过敏。

雪蛤（音 ha）学名中国林蛙，属蛙科两栖类动物，是生长于东北长白山

山脉高寒沟泽地带的一种珍贵蛙种。因冬天潜入冰川河底冬眠长达5个月之久，比较耐寒，故得雪蛤之名。雌性雪蛤体内的输卵管干品俗称林蛙油、哈士蟆油、雪蛤油。

雪蛤油含有丰富的营养，包括蛋白质、脂肪、糖、磷、硫、维生素及少量有益人体的天然激素（睾酮、雌二醇、孕酮等），具有促进新陈代谢、消除疲劳、补肺滋阴、益精健肾、养肝润肺之功效，是历史悠久的名贵药材，是集食、药、补为一体的珍贵滋补强壮佳品。

李时珍的《本草纲目》记载："雪蛤味甘咸、性平和。具解虚痨发热、利水、消肿、补虚作用。"雪蛤性凉，并没有配食禁忌，但严重糖尿病、肺胃虚寒、腹泻者不宜食用。实验研究表明，雪蛤可提高机体的免疫功能和抗应激能力，并能明显提高吞噬细胞吞噬功能，清除自由基。

雪蛤有防治小儿哮喘及镇咳祛痰的作用。常服雪蛤，可使孩子感冒及哮喘发作次数明显降低。由于雪蛤含有少量性激素，小儿不宜长期服用，以免引起性早熟。一般每年服用不要超过1个月。

怎样吃雪蛤油

取木瓜1只，用刀在侧边切一个小口（切下的部分可做盖子），挖去籽（如果有挖球器，可以从里面挖出一些果肉）。然后在锅内烧水，加入姜汁，放入哈士蟆油煮至透明，加入果肉、冰糖熬化。盛起后放入木瓜盅内食用。

腰痛怎么会是皮肤病

“腰酸、腰痛、腿抽筋”是现代人的老毛病，如果一下腰疼难忍，用治疗疮疖、消肿痛的膏药管不管用？中药外用膏药确有此功效，但腰痛病因并非那么容易被摸透，也不是一剂膏药就能消百痛。

悬疑故事

我前几天莫名其妙出现左腰部疼痛难忍，但没有及时到医院求治，而是自以为腰肌扭伤，便到平价药房购买了辣椒痛可贴外用。谁知这疼痛不但没有缓解，反而越来越重，竟致晚上痛得不能入睡，几天后还出现了水疱！我的腰疼到底因何而起，贴膏药没用吗？

（高毅勇）

高人解疑

腰痛不全因腰肌劳损，乱贴膏药反加重病情

上海中医药大学附属岳阳中西医结合医院皮肤科　李福伦（副主任医师）
李　斌（主任医师）

临床上，我们经常遇到像小高这样的患者，自以为是腰肌劳损引起的腰痛而行自疗，结果错失最佳治疗时间，延误并加重了病情。因为这种腰痛并非缘于腰肌劳损，而是冬末早春最易流行的疱疹病毒感染所致的皮肤病——“带状疱疹”的典型症状之一。

老年人和患有慢性消耗性疾病的人，特别容易感染疱疹病毒；而中青年人在劳累过度、精神疲倦时也容易感染。但相比之下，老年人的病情更为严重，持续时间也更长。民间把这种病称作“串腰龙”“腰缠火丹”，这是由于该病毒有亲神经的特点——沿神经走向呈条带状，其中60%以上侵犯的是胸腰部位，也可侵犯头、面、耳及上下肢等部位。

罹患带状疱疹，疼痛往往是最先驱的症状，可能几天，甚或十几天。这时候，由于还没有皮疹发生，往往容易误诊为腰肌劳损、偏头痛或其他疾病，人们应给予警惕，特别是冬春交替之际。

带状疱疹的水疱皮损往往在2周以后就可以吸收结痂。患者大都以为：皮损好转，就算治疗好了。其实不然。该病最常见也最难治疗的并发症之一就是后遗神经痛。所谓后遗神经痛，是指疱疹病毒损伤神经后导致的火烧、针刺痛或紧绷感等。

及时正确的诊治是减少痛苦的关键。中医学认为，该病主要是由于本虚标实，正气亏虚是关键原因，这也是老年人、疲劳过度的中青年容易患该病的原因所在。在中医药治疗上，初期以祛邪为主，后期需要扶正，因此，运用中医中药扶正祛邪、活血化瘀，同时配合外用光疗理疗，对尽早修复受损的神经起到很好的作用。此外，适当采用一些食疗，可有效减少后遗神经痛发生，或者缩短病程。例如，可采用全瓜蒌60克洗净后，与少量冰糖加水煎煮，取汁服用，连服一周。或取佛手60克、柑橘2个、当归10克、米酒30毫升，加水适量煎煮，每日1剂，连用数日。药食两用，可以起到事半功倍的效果。

小高的腰痛是带状疱疹引起的疼痛，那么，其他腰酸背痛、腰肌劳损有没有验方、绝招缓解？详见图书《家庭真验方——小药方大健康》“颈肩腰背痛”章节、图书《家庭真验方——小绝招大健康》“腰肌劳损”章节

野草怎能治血尿

血尿是泌尿系统的常见症状，泌尿系统任何部位的病变都可以出现血尿，例如炎症、结石、肿瘤、外伤，等等。网传有野草可以治好血尿，连医药古籍上都有相关记载。真有这等“神奇”野草？它能应急治好血尿？

悬疑故事

最近，我在微信上看到一篇文章，说有种野草叫刺脚芽，可以治血尿，如下：

在我们老家管图中野草叫刺脚芽，春夏季节，野地里非常多。小时候割草时，小伙伴都不愿意要它，扎手。

就是这种东西，有个响亮的学名：小蓟。以它为君药的方子在中医界没人敢说不知道：小蓟饮子，主要用于热结下焦之血淋、尿血，功能凉血止血、利水通淋。

前些日子，我一个小学同学，重体力劳动者，突然来电话，说最近2天无缘无故尿血，大骇，因离医院较远，还没来得及检查。经仔细询问得知，最近因忙于秋收，过度劳累，平时身体健康。遂告诉他一个简便方：刺脚芽10棵，村边小河旁白茅根一大把，洗净，熬一锅水，代茶饮，不拘时候。

3天后，这个同学电话喜告：好了。

我想起我在国外的大姐，有两次出现不明原因的血尿，而且腰酸得厉害。因为没有医保，不舍得去医院看病，休息了两三天也就好了。大姐后来回国检查小便，没发现什么问题。我想我们这里刺脚芽也不少，可不可以晒干了让她带去国外应急呢？

（余丽瑾）

微信原文

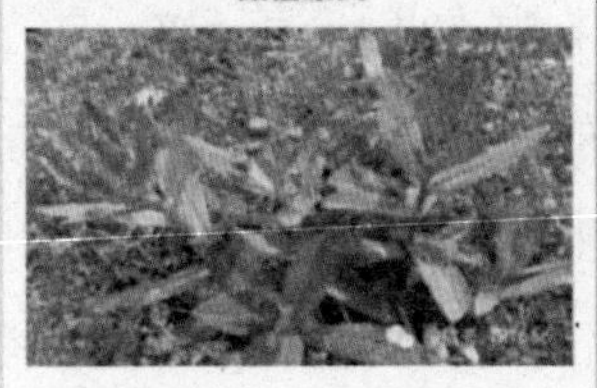

刺脚芽就是小蓟，你知道怎么用它吗？

在我们老家管这种东西叫刺脚芽，春夏季节，野地里非常多。小时候割草时，小伙伴都不愿意要它，扎手。

就是这种东西，有个响亮的学名：小蓟。以它为君药的方子在中医界没人敢说不知道：小蓟饮子，主要用于热结下焦之血淋、尿血，功能凉血止血，利水通淋。

前些日子，我一个小学同学，重体力劳动者，突然来电话，说最近2天无缘无故尿血，大骇，因离医院较远，还没来得及检查。经仔细询问得知，最近因忙于农活，过度劳累，平时身体健康，遂告诉他一个简便方：刺脚芽10棵，村边小河旁白茅根一大把，洗净，熬一锅水，代茶饮，不拘时候。

3天后，这个同学电话喜告：好了。

高人解疑

小蓟和白茅根治下焦瘀热所致血尿疗效好，但体质虚弱者当慎用

上海市中医医院泌尿科副主任医师　江宁东

小蓟，也称刺脚芽、刺儿菜，为菊科多年生草本植物。药用部位为全草。中医认为，其味甘、性凉，入心、肝经，有凉血止血、散瘀消痈的作用。临床上广泛用于血热妄行所致的各种出血，如咯血、衄血、崩漏、尿血及痈肿疮毒等病症。

小蓟的使用较为方便，既可以配伍入药，也可以直接榨汁饮用。《证类本草》中记载：小蓟“当二月苗初生二三寸时，并根作茹，食之甚美。四月采苗，九月采根，并阴干入药，亦生捣根绞汁饮”。微信上的验方将小蓟草和白茅根生草洗净后煎服，治疗血尿，收到不错的疗效。

小蓟和白茅根均有止血之功效，白茅根兼有利尿的作用。二者相须为用，治疗下焦瘀热所导致的血尿，不失为一种简便、有效的方法。然而，这个方药也有其适用的人群、适用的病症，只有对症用药才会事半功倍。

导致血尿的原因有很多。本方适用的病症病机为下焦瘀热。患者在出现血尿的同时，常伴随着尿频、尿急或尿痛，脉数，舌红苔少等。热证用凉药治疗，疗效便如桴鼓相应，问题也就迎刃而解了。若本方效果不明显，则也可改用小蓟饮子治疗，以加重清热通淋的作用，达到症状缓解的疗效。用现代医学的角度来看，该方适用于泌尿道感染、膀胱炎的早期或治疗的后期。明确病因后，和抗生素共同运用，会加快痊愈、巩固疗效。

不过，小蓟、白茅根均属于凉药，体质虚弱、脾胃虚寒的患者当慎用。《本草从新》称：白茅根对于“吐血因于虚寒者，非所宜也”。《本草经疏》认为：小蓟“不利于胃弱泄泻及血虚极、脾胃弱不思饮食之证”。可见，患者体质较弱，同时出现下焦瘀热、热移膀胱等症者，治疗用药还需兼顾正气。若一味攻伐，则会导致正虚而邪未去，病势缠绵不愈。

传统的中医药，在临床实践中具有“简、便、廉、验”的特点。能够迅速地缓解患者的症状，解除病患的疾苦，受到广泛的欢迎。但只有细致、全

面地掌握每一方剂、方药的适应证、禁忌证，才能避免并发症、避免病情的贻误，让至简的药物达到至善的疗效。

特别提醒

正常尿液中，每高倍镜视野中应该少于 3 个红细胞。排除饮食、药物等干扰因素外，通过尿液检查可以明确血尿。血尿一般反映了存在严重的肾脏或尿路疾病，究其原因，或来自于肾脏的病变，或来自于泌尿系的肿瘤、炎症、结石。这些病症有些表现为持续性的血尿、有的则表现为间歇性的血尿。所以，患者经过自行治疗后，即使血尿症状缓解，仍然应到医院就诊，进行系统检查，决定是否需要进一步治疗。

悬疑故事中这位读者的大姐，在国外突发血尿伴腰酸，没有及时就诊，忍了 3 天症状自行缓解。从病史描述来看，我觉得比较符合泌尿系结石所导致的腰酸、血尿。回国后虽然尿液正常了，但还应该进行 B 超、腹部平片或造影的检查，明确是否是结石，同时评估结石是否已经排出，是否需要进一步治疗。

治冻疮昏招和妙招，你分得清吗

俗语说“一年生冻疮，年年生冻疮”。有多少人在冬天非得经受冻疮的折磨？治冻疮有没有偏方？有！而且有很多很多。不过，这些偏方到底哪些是妙招，哪些是不能用的昏招？

悬疑故事

“家庭真验方”微信平台曾举办有奖游戏——选治冻疮的昏招和妙招，搜罗了网上讨论度很高的偏方、民间普遍用的老方法，还征集粉丝的妙招。你能分得清以下哪些是昏招，哪些是妙招吗？

搓雪团：如果脚被冻伤了，就用雪搓脚、用被子裹住脚。

茄根法：取冬天地里的茄子秧（连根）2～3颗，加水煎煮，水滚后再煮20分钟，用水泡洗冻疮患处，同时用茄子秧擦洗患处2～3次即可治愈。

烘烤法：晚上用热水泡脚，再用电暖器烘烤冻疮处。

裹脚法：给脚穿3双，甚至更多毛袜子。

涂蜜法：用蜂蜜涂在冻疮患处，不管冻疮烂没烂，都有很好的效果。

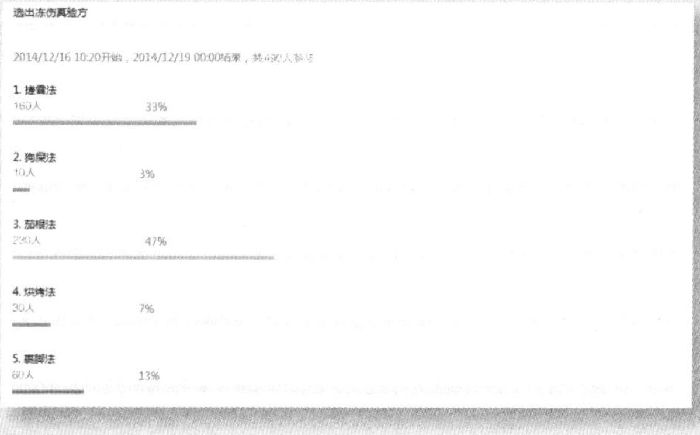

选出冻伤真验方

2014/12/16 10:20开始，2014/12/19 00:00结束，共490人参与

1. 搓雪法
160人 33%

2. 狗屎法
10人 3%

3. 茄根法
230人 47%

4. 烘烤法
30人 7%

5. 裹脚法
60人 13%

高人解疑

搓雪法——昏招，使冻疮加重

上海中医药大学附属岳阳中西医结合医院皮肤科　耿　琳

这招在北方比较流行，很多人以为用雪团揉搓冻疮部位能刺激血循环，从而治疗冻疮。实际上，雪球摩擦皮肤只会增加局部的寒冷及潮湿，使冻疮加重。

茄根法——妙招，适用于冻疮未溃时

黑龙江省佳木斯市中心医院　王红梅

茄根性味甘寒，内服止痢、外用消肿收敛，《开宝本草》《日用本草》中都有治冻疮的记载。推荐治法：茄根 8 ~ 10 枝切碎，用水煮沸，临睡前热汤熏洗患部，每晚 1 次，连续 4 ~ 5 次。适用于冻疮未溃时。

烘烤法——昏招，会造成局部皮肤损伤

复旦大学附属中山医院皮肤科副主任医师　吴惠琍

冻疮也可采用局部氦氖激光和红外线照射治疗，或频谱治疗仪治疗，有些患者由此想当然发明了烘烤法。实际上，用火炭或取暖器烘烤患处，温度的骤然复升会造成局部皮肤的损伤。同样，对冻疮也不宜采取热水浸泡。

裹脚法——昏招，可致血液循环不良

上海中医药大学附属岳阳中西医结合医院皮肤科主任医师、教授　李　斌

冻疮多因寒冷而诱发，局部保暖非常重要。不过，血液循环不良更是引发冻疮的主要原因。因此，如果为了保暖而将御寒服装裹得太紧，脚上像“裹粽子”一样穿两三层袜子，以致局部血液循环不畅，将得不偿失。

涂蜜法——妙招，适合冻疮未溃者

1. 蜂蜜猪油软膏

江苏省人民医院皮肤科主任医师、教授　骆　丹

配方：70%蜂蜜和30%猪油。

制法：猪油熬化后，稍微冷却一段时间，加入蜂蜜慢慢搅拌均匀即可。用于冻疮皮损未破溃者。温水浸泡后搽药，反复揉擦，效果较佳。

2. 蜂蜜凡士林软膏

第二军医大学附属长海医院主任药师、教授　王忠壮

蜂蜜与等量凡士林调成软膏，薄薄地涂布于有炎症及分泌物的冻伤处，每日更换，2 ~ 3次后疼痛及炎症渐趋消失，3 ~ 7次可痊愈。对于未溃冻疮，常将蜂蜜涂于患处，包扎后隔日换一次，数日可愈。

参与线上互动，即时收看各类验方，请关注“家庭真验方”微信公众平台。

中国移动
12:35
100%
订阅号
家庭真验方
冻疮真验方大揭晓
3月23日
昨天的"冻疮真验方"评选中，擦雪法一度遥遥领先，今天茄根法后来居上拔得头筹。
阅读全文

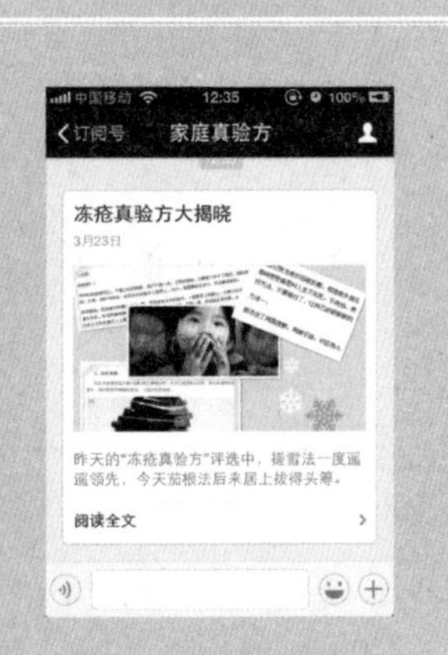

关注方法（任选一种）：

1. 打开手机微信软件，“扫一扫”下方二维码；

2. 微信“通讯录”右上角“添加朋友”里“公众号”处输入“家庭真验方”；

3. 微信“通讯录”右上角“添加朋友”里空白处输入“jiatingzhenyanfang”。

天下有没有“包生男方”

虽然我们身处21世纪，昌明的科学已能克隆多种动物，试管婴儿也已好几代，可是人类怀孕后生男生女仍由受精卵的染色体决定，目前还没有人为地改变性别的科技。那么，吃雄鸡睾丸、吃碱性食物、用小苏打坐浴……这些“包生男方”的依据是什么？不相信科学反而迷信“小道消息”，损失钱财、无法如愿是小事，伤害母亲和胎儿的健康就不是闹着玩的了。

悬疑故事

我很想生个男孩，看了很多网上卖的包生男方（怀孕前吃的）、女转男方（怀孕后吃的），但这些秘方都没有成分说明，我一直犹豫不敢试。后来我听说，从怀孕前2个月开始每天吃一个雄鸡睾丸，吃到孕后2个月，就可以生男孩，我又举棋不定想试一试。

（王爱玲）

听说用过碱性食物或药物的女性，多生男孩；喜欢吃肉类、甜食或其他酸性药物的女性，常生女孩。我的一个邻居不想让2个“千金”像自己一样都生女孩，经多方打听，让2个女儿每天用小苏打溶于温开水中坐浴，并用小苏打水冲洗阴道。后来，2个女儿果然都生了男孩。这法子到底可信不可信？

（唐成明）

高人解疑

"包生男方"无科学依据，不可道听途说乱吃药

上海中医药大学附属龙华医院妇科主任医师、教授　李祥云

首先我明确表态，这类秘方是缺乏科学依据的。我认为大家只要深入了解一些有关男女性别产生的知识，就能明辨是非了。

生育是男女双方的事情，男方的精子与女方的卵子结合成为受精卵，受精卵再卵裂分化进一步发育成为胚胎，以后再成为胎儿，这是一个很复杂的生理过程。男方的精子有一对性染色体为X与Y，而女方的卵子也有一对性染色体为X与X。当精子与卵子结合时，精子中的X染色体与女方卵子中的X染色体结合，此时的受精卵发育成为胎儿时即为女孩；如果精子中的Y染色体与女方卵子中的X染色体结合，此时的受精卵发育成为胎儿时即为男孩，如此分析，生男生女是由男方所决定的。

从上述科学知识来看，所育为男孩或女孩是从一怀孕就决定了的，孕后岂能"女变男"？过去还有种说法：妇女怀孕后，在其床下放把刀或斧头，就可转女胎为男孩。我们有了科学知识后，就能分析出这纯属无稽之谈。

至于雄鸡睾丸，仅仅是雄鸡产生精子的器官，并分泌性激素。对男性来说，服用动物睾丸对提高精子活力可能尚有一点帮助，但对决定孩子的性别却是毫无意义的。女性服用动物睾丸后能生男孩，完全是胡说八道。

还有传言说，男性多吃些碱性的食物，少吃肉（因肉多属酸性，男性精液呈碱性），就可生男孩，也无科学依据。至于用小苏打水冲洗阴道，是临床上常用的方法，不过是用来治疗真菌性阴道炎的。另外，由于小苏打是碱性，用小苏打水冲洗阴道后可降低阴道的酸碱度，这有利于精子在阴道内的活动，使精子顺利穿过子宫颈内口，有利于妊娠。我常用该方法指导不孕症患者在排卵期房事，结果生男孩与生女孩的概率差不多。如果有人用这法子后生了男孩，只是巧合。需要特别注意的是，用苏打水冲洗阴道帮助怀孕时，苏打水的浓度应保持在3%～4%，过浓会灼伤阴道，大家不要随便盲目尝试。

从世界范围来看，男女比例基本是维持自然平衡的，由于特殊因素的存在，可能会有些失调，女性略多于男性。目前，并没有生男孩的秘方，绝不可道听途说胡乱吃药，以免伤害身体。

大量吃山楂，难道会流产

山楂可以开胃、消积食，不过常识告诉我们：不能大量吃山楂，尤其空腹时，而且也不能和高蛋白质的食物同时进食。最近网上流传大量吃山楂会导致流产，这让准妈妈们将信将疑、担忧不已。

悬疑故事

“很多孕妇喜欢吃酸甜可口的山楂，以减轻困倦、恶心、呕吐、食欲不振等反应。但是山楂对子宫有一定的兴奋作用，可促使子宫收缩。如果孕妇大量食用山楂及其制品，容易导致流产。”

这段网络文字指出大量食用山楂容易导致流产，引来很多读者和网友的评论。

刘娜：有这种事吗？我怀孕时吃了很多山楂做的冰糖葫芦，一点没事啊！

李飞儿：我刚发现怀孕，有早孕反应，看了这段文字后上网一查，果然发现有这样的说法，吓得我不敢吃山楂了。既然文中说得这样明确——山楂可收缩子宫，总有它的根据吧，还是少吃为妙。

胡琪栗：山楂会导致流产？不会吧！我还挺喜欢吃山楂的，我现在怀孕5个月了，之前时不时会吃些山楂，这可如何是好。

高人解疑

一般人不会大量食用山楂，至今未遇因吃山楂流产病例

上海中医药大学附属龙华医院妇科主任医师、教授　李祥云

山楂味酸甘，性微温，有消食积、散瘀血、杀虫、健胃消痞之功，常用于消化不良、诸滞腹痛、癥瘕积块、痰饮痞满、肠风下血、产后恶露不尽、

产后腹痛等。现代药理研究，山楂经乙醇（酒精）浸出物提取为静脉注射液，对兔子进行试验，有缓慢而持久的降压作用，还有收缩子宫的作用。

药用山楂的用量一般是6 ~ 12克。多吃鲜山楂，牙齿会酸痛，不能咬食物。此外，多吃山楂及其制品后会出现胃脘疼痛，甚至有烧灼感。如有胃溃疡者，则更加重病情。根据这些常识，一般人不会大量吃山楂。

谁会吃大量山楂及其制品呢？恐怕只有患者了。临床上，应用补益药较多时、助消化时、治疗产后腹痛时，都会用到山楂。至于孕妇出现困倦、恶心、呕吐、食欲不振等早孕反应时，吃一点乌梅、陈皮梅、山楂等蜜饯，食量也不会很多，是不会引起流产的。我从事妇科临床近五十年来，还未发现因吃山楂而流产的病例。

而且从药理上说，我们吃的山楂与山楂经乙醇浸出物是两回事。山楂提取物经过特殊加工，性质发生了改变，且通过静脉注射进入体内，可使兔子子宫收缩，但是不等于通过消化道摄入山楂本身可导致人流产。

就像临床上应用的天花粉。天花粉是一味具有清热生津、消肿排脓的中药，多用于口渴、肿疡的患者，临床应用是安全的，孕妇应用也无妨害。但是经过特殊加工提取后成为天花粉针剂，就有破坏胎盘绒毛的合体滋养层细胞、引起宫缩发动的作用，是早期药物流产、中期妊娠引产的要药。

中药成分复杂，现代加工工艺先进，很多研究还需进一步深入探讨，不能草率下结论。

"自血"治痤疮，心动又担忧

自血疗法、自血穴位注射对普通人来说确实神秘而新鲜，加上有些广告将"自血"疗效宣传得很有诱惑力，所以虽然价格不菲，但尝试者还是络绎不绝。那么，它们究竟是怎么回事？治疗痤疮是否有科学依据？

悬疑故事

我脸上长了很多"痘痘"，这几年花了不少钱，却总治不好。我听说有一种"自血穴位注射"疗法特别有效，我就照着网上广告里推荐的诊疗地址就诊去了。

在诊所里，我看见医生不洗手也不戴手套，就用一个一次性针管从一个女孩的手臂里抽血，然后再注射回女孩膝盖下面的小腿上。针才打了一半，医生就去接听电话，针头插在女孩小腿上，一摇一晃特别刺眼。我吓得逃了出来。

在门口，我又遇到了2个来打针的女孩，她们脸上已经没有痘了，说打针5个月就见效，因为以前买的包针没打完，所以现在继续来打针，可以预防长痘。我听了又心动又担心，这种疗法到底可靠吗？

（姜　芸）

高人解疑

"自血"治痤疮无可靠依据

上海中医药大学附属曙光医院皮肤科　潘祥龙（教授）　丁佩军

近年来，一些美容院和私人小诊所打着中医"新疗法"的旗号，利用网络宣传自血疗法或自血穴位注射治疗痤疮（青春痘）有"特效"，有人还配合了放血疗法。

自血疗法主要应用于部分皮肤病的治疗。具体方法是从患者的手臂肘静脉抽出 5 ~ 10 毫升血液后，立即在患者的臀部作深部肌肉注射，每周一次。该疗法作用机制不明，推测可能自身血肌肉注射可以产生非特异性的脱敏和免疫作用。通常自血疗法可用于治疗慢性荨麻疹、全身性皮肤瘙痒症、泛发性湿疹等过敏性疾病和银屑病、某些大疱性疾病、复发性疖肿和毛囊炎，但仅作为一种辅助方法。

自血穴位注射疗法由药物穴位注射衍化而来。穴位注射又称“水针”，也是中医现代化的产物。具体方法是选用某些药物注射液注入人体穴位，使针刺与药物对穴位有双重刺激作用，以提高疗效。穴位注射所用药物很多，许多中西药物注射液都被应用于穴位注射，以后又演变成现在的自血穴位注射。虽然自血穴位注射在治疗时选取的是穴位，发挥了类似针灸的作用，但是用自身血液注入人体，却是一种西医的方法。在中国的古代，只有“银针”“砭石”，没有注射针筒，更不会有自血疗法了。所以，它不是传统的中医疗法，最多只能算是一种中西医结合疗法。

痤疮的发病，西医认为主要与激素水平、皮脂分泌过多、毛囊角化、细菌感染、炎症反应等因素有关，中医认为是由肺胃热盛或脾胃湿热、瘀热痰结、冲任不调等所致。复发性疖肿和毛囊炎，则与皮肤免疫低下有关。

目前对自血疗法和自血穴位注射治疗痤疮，并没有可信的西医和中医理论依据。尽管我们能读到一些报告这类疗法治疗痤疮的临床疗效观察文章，但他们都属于个别研究，其有效性的结果尚有待重复性验证。

值得注意的是，近年来有文献报告，应用某些中西药进行穴位注射时，患者注射区域发生了暂时性神经麻木、感觉障碍，甚至神经炎。自血疗法需要作深部肌肉注射，尚能尽快吸收；而自血穴位注射相对较浅，更容易产生局部的疼痛、血肿、瘀斑等副作用。

总之，无论是自血疗法还是自血穴位注射治疗痤疮，都尚不可靠，将它们和放血疗法同时配合应用于同一个患者，更是没有理论依据。那些网站上关于这类疗法的疗效承诺，都是有水分的，应属于不规范的医疗行为。如果治疗出现异常反应，容易发生医疗纠纷，患者一定要警惕。

苦瓜降糖到底灵不灵

糖尿病患者对市场上琳琅满目的苦瓜产品一定不陌生，很多患者相信被称为“植物胰岛素”的苦瓜有神奇的降糖作用，在夏季更是把苦瓜当饭吃。然而，业内人士分析：市场上的大部分苦瓜降糖产品有夸大宣传的嫌疑。苦瓜到底能不能降糖？

悬疑故事

我妈妈今年七十多岁，患有多年糖尿病，但她总是不肯乖乖接受治疗。最近她老是抱怨口干、乏力，也看不清东西，我才发现她有好一阵子没去医院复诊了，为她测了一次指尖空腹血糖，居然超过了13毫摩/升。我赶紧带她去医院，医生问了她的饮食、服药等情况，发现她擅自停用了降糖药。在我的劝说下，她拿出了最近在吃的“苦瓜胰岛素”。医生接过一看，皱起眉头说：“老太太血糖升高的原因很可能就是它。”

（王丽娟）

高人解疑

苦瓜产品降糖功效有限，不应一味依赖而耽误正规治疗

上海中医药大学中药研究所副教授　王富军

苦瓜是我国和东南亚印度、斯里兰卡一带药食两用的民间常用传统药材，其应用历史已有数百年。苦瓜在中医上主要用于热病消渴（糖尿病）、中毒、

痢疾、赤眼肿痛、丹毒等的治疗，一般以煎汤或煅存性研末内服，外用捣敷。我国明代的《滇南本草》曰其“泻六经实火，清暑、益气、止渴”。《本草纲目》称苦瓜能“除邪热、解劳乏，清心明目”。近代的《福建中草药》中记载有以鲜苦瓜切碎、水煎，治疗烦热口渴的验方。我国广西、贵州的中药与中药材地方标准中，将苦瓜以“苦瓜干”的条目收录，药用部位为“干燥近成熟果实”或“除去种子的干燥果实”，用于清暑涤热、明目解毒。

现代医学研究发现，苦瓜中起降血糖作用的成分按其性质主要分为两类：一类是生物碱，如苦瓜苷、苦瓜皂苷等；另一类是蛋白质多肽，是苦瓜中含量最多、降血糖效果最为显著的组分。当今苦瓜降糖药物的开发主要集中在多肽和皂苷的分离制备、性质以及药理活性保护研究方面。

目前市场上的苦瓜降血糖产品都属食品、保健品类，国内外还没有一种由苦瓜提取物为主要有效成分的降血糖药品上市。国内的苦瓜素胶囊、苦瓜含片，都是含有苦瓜多肽 P 的产品；而苦瓜茶、苦瓜软胶囊，则主要含有苦瓜苷类生物碱物质。所有这些苦瓜保健品都是口服制剂，一般为苦瓜全粉或苦瓜某种有效成分的部分纯化产物。就总体而言，其降血糖效果都还不甚理想，只能是充当正规治疗后的一种有限补充。其疗效甚微的原因，一是苦瓜生物碱类在苦瓜产品中含有的真正有效成分实在太低；而以苦瓜降糖多肽为主要成分的产品，则由于对多肽的活性没有采取恰当的保护技术，口服后易被破坏。

糖尿病患者首先要立足于采用常规的糖尿病控制药物进行治疗，在病情基本控制的基础上再适当选用一些制作工艺先进的苦瓜保健品，如苦瓜多肽的冻干制剂、苦瓜素肠溶性胶囊制剂等，切莫一味依赖苦瓜降糖而耽误了正规治疗。患者在选用这些产品时应清醒识别食品、保健品和药品之间的差异，切记保健品不是药，市场上所宣称的作用、疗效都有夸大其词的成分在内，甚至有些厂家为了吸引患者购买，会铤而走险添加像格列本脲之类的西药成分，以显示产品的“快速功效”。中药产品的作用过程一般不快速、不高效，通常是一个缓慢、持续的改善过程。

延伸阅读

常规治疗基础上，自食苦瓜也养生

王富军

糖尿病患者可以在常规治疗的基础上，自己在家中自制苦瓜菜肴、饮品服用。患者可以把新鲜苦瓜洗净、切片、榨汁，去渣后服用。也可以买市售干苦瓜籽，洗净、晾干、去壳后，用粉碎机打成粉，加入纯净水浸泡过夜，隔日过滤，服用滤液。一般一天服用一次即可，剂量可根据自己的状况自行调整，需连续服用3周以上才可能改善症状。